D1016798

EL ARTE DE LA INFIDELIDAD

Enrique Gratas

EL ARTE DE LA INFIDELIDAD

Grijalbo

EL ARTE DE LA INFIDELIDAD

Primera edición para E.U.A., 2007
Primera reimpresión: 2007

D. R. © 2007, Enrique Gratas

Derechos exclusivos de edición en español reservados para todo el mundo:

D. R. © 2007, Random House Mondadori, S. A. de C. V.
      Av. Homero No. 544, Col. Chapultepec Morales,
      Del. Miguel Hidalgo, C. P. 11570, México, D. F.

www.randomhousemondadori.com.mx

Comentarios sobre la edición y contenido de este libro a:
literaria@randomhousemondadori.com.mx

ISBN: 978-030-739-167-4

Impreso en México / *Printed in Mexico*

Distributed by Random House, Inc.

Índice

Nota del autor   9

1. La época de la infidelidad 11

2. La sospecha 19

3. Evidencias de la infidelidad 31

4. El esposo infiel 39

5. La esposa infiel 49

6. Un caso de infidelidad que cambió
   el curso de la historia 57

7. Adulterio e infidelidad 61

8. El arte de la infidelidad. Cinco historias,
   cinco confesiones 67

9. La sexualidad genética y la infidelidad 83

10. Cómo y dónde operan los infieles 89

11. Condiciones en la pareja que conducen
    a la infidelidad 97

12. La infidelidad: crisis y rehabilitación 109

13. La infidelidad y el perdón 115

Palabras finales 121

Nota del autor

Cuando me decidí por la infidelidad como tema para mi primer libro, sabía que me estaba metiendo en un asunto complejo. Existen millones de casos de hombres y mujeres que en determinado momento de sus vidas, acarician la posibilidad de engañar a sus parejas y terminan cometiendo un acto de adulterio o infidelidad. Sin embargo, cada caso es único y de características especiales.

El desafío más grande que tenía por delante era, por lo tanto, saber cómo podía condensar en un libro las experiencias de millones y obtener conclusiones que, al mismo tiempo, fueran útiles para el lector. A medida que iba comprendiendo la gravedad del problema, más convencido estaba del acierto de mi elección y entendí que era una responsabilidad exponer lo que había asimilado para alertar, o si se quiere, invitar a reflexionar sobre una situación que está causando mucho daño en nuestra sociedad y que se ha convertido en una verdadera epidemia.

Estoy seguro de que cada uno de nosotros se identifica de alguna u otra manera con este problema, ya sea por experiencias personales o porque le ha pasado a alguien dentro del círculo de familiares y amigos. Mientras avanzaba en la investigación y ahondaba en el tema, muchas personas me contactaron para compartir sus experiencias y así entendí más el alcance de los tentáculos de esta enfermedad.

Es sorprendente la cantidad de gente que se animaba por fin a abrirse y expresar con sinceridad lo que sentía. Me di cuenta de que estaban sufriendo en silencio y necesitaban ventilar sus emociones. Considero que el tema de la infidelidad no se discute con la seriedad que se merece y esta falta de atención al problema está dejando pasar la posibilidad de contemplar acciones preventivas y corregir comportamientos.

Un porcentaje notable de hombres y mujeres que deciden engañar a sus parejas son reincidentes en su conducta infiel, lo que indica claramente que desarrollaron y perfeccionaron un comportamiento inclinado a la infidelidad desde mucho antes. Basado en esto decidí titular el libro *El arte de la infidelidad*. Espero que les guste y que les sea útil.

ENRIQUE GRATAS

1

La época de la infidelidad

Es tan antigua como el mundo. La infidelidad a través de los siglos no solamente ha afectado las vidas de seres comunes que se mueven y sufren en el anonimato, sino también ha sido factor en muchas ocasiones de cambios en el curso de la historia. Existen hechos extraordinarios que han tenido una relación directa con la infidelidad. Pero ésta, la que vivimos, parece ser una época ideal para el engaño. En esto han influido las diversas corrientes sociales que comenzaron a tomar forma en los años veinte y treinta del siglo pasado y que explotaron con la revolución sexual de los años sesenta.

Las tentaciones siempre han existido, pero diversos cambios históricos han liberado al ser humano de algunas restricciones que lo obligaban a resistir aquellas tentaciones o, al menos, a profundizar en sus consecuencias. Una actitud de aceptación de ciertos comportamientos ha despejado el camino para la "transgresión" que, en las relaciones de pareja, termina muchas veces en un acto de infidelidad. Mucho más ahora con el acceso a la

11

computadora, de enorme utilidad para el mundo de las comunicaciones y la información, pero convertida también en un arma a la vez sutil y perfecta para el engaño.

Las características sociales de nuestro tiempo permiten que ésta sea la "época de la infidelidad". Las oportunidades que se dan en el trabajo, un desempeño más liberal por parte de la mujer, la percepción diferente de los compromisos y las responsabilidades, el avance tecnológico, las adicciones y mayor énfasis en lo sensual, entre otros, son elementos que abren el camino para el comportamiento que desafía lo tradicional y nos lleva a la transgresión. Más adelante dedicaremos un capítulo para ilustrar ciertos hábitos y tendencias de los infieles: dónde y cómo prefieren desenvolverse, cuáles son las oportunidades que buscan y cuáles los propósitos que persiguen cuando se manejan dentro de ciertas circunstancias. Asimismo, analizaremos señales de alerta inconfundibles.

Hay una razón fundamental que explica por qué la gente está seducida y fascinada por las películas que tienen a la infidelidad como tema central del argumento: sus historias reflejan, de una u otra forma, lo que sucede en la vida real. Un filme titulado *Locura suburbana* o *Suburban Madness*, en inglés, presenta de la manera más dramática y escalofriante, la historia de Clara Harris, el caso real de la dentista texana, convicta por asesinato, que atropelló a su marido, pasándole tres veces por encima con su auto, tras sorprenderlo engañándola con otra mujer.

Todos recuerdan la película *Closer*, basada en la obra de teatro del mismo nombre, una complicada telaraña de infidelidades en la que una esposa traiciona a su marido con otro hombre que, al mismo tiempo, está engañando a su novia de muchos años. Ni que decir de los dos clásicos de Adrian Lyne: *Fatal Attraction* y la más reciente *Unfaithful*. Éstas son historias que trasladan a la pantalla dramas similares a los que padecen en la vida real millones de personas en el mundo entero.

La infidelidad es uno de los temas que está permanentemente en las noticias, en especial, cuando involucra a personajes importantes de la política, el mundo social o la farándula. Muchos recuerdan el especial presentado en el programa *60 Minutes* donde el ex presidente Bill Clinton le confiesa al presentador de noticias Dan Rather las circunstancias de su relación con Monica Lewinsky. De manera apropiada el programa se tituló "Porque lo pude hacer".

En 2004, la revista *Newsweek* dedicó un número especial al incremento de la infidelidad en las mujeres, donde se señalaba que la "infidelidad femenina" estaba acercándose rápidamente al índice de infidelidad de los hombres. En esa edición se destacaba que el lugar de trabajo se ha convertido para la mujer en un escenario para la infidelidad.

En ese año, un escándalo político sacudió los cimientos del gobierno de Nueva Jersey. Jim McGreevey, el gobernador de ese estado, se vio obligado a renunciar a su cargo tras admitir que era homosexual y que le había sido infiel a su esposa en una relación extramarital, no con otra mujer, sino con un empleado suyo que, según trascendió después, amenazaba constantemente con denunciar y demandar al gobernador por acoso sexual.

En Hollywood, los episodios de infidelidad fuera de la pantalla ocurren con tanta frecuencia como en los libretos de las películas. El apetito del público por conocer todos los secretos, incluso los más íntimos de la vida de los famosos, se convierte en excusa para que los medios le dediquen un amplio espacio a cubrir estas noticias. La mayoría de los casos de este tipo, cuando sus protagonistas son personas normales que nos cruzamos en la calle, nunca llegan a la luz pública.

Los casos de infidelidad de Christie Brinkley y Peter Cook, Jude Law y Sienna Miller, y el escándalo del triángulo amoroso de Brad Pitt, Jennifer Aniston y Angelina Jolie acapararon la atención de revistas especializadas y programas de televisión. Aún más escandaloso fue, años antes, el episodio del actor inglés Hugh Grant, arrestado en pleno Hollywood por solicitar los servicios de una prostituta mientras mantenía una seria relación de pareja con la modelo Elizabeth Hurley. El actor pidió disculpas por su infidelidad en un programa de televisión, pero lo notable es que su popularidad creció con el escándalo, en lugar de disminuir.

En el mundo de la farándula latina, los casos también son innumerables. Para concentrarnos sólo en los últimos años, nuestros televidentes seguramente recuerdan el caso de Héctor Soberón y Michelle Vieth, los famosos encuentros de Luis Miguel con otras mujeres mientras tenía una relación supuestamente seria con su compañera del momento, también las sonadas andanzas fuera del hogar de dos Alejandros, Sanz y Fernández, o el revuelo que causaron las fotos *topless* de Cecilia Bolocco acompañada de un empresario de origen italiano cuando, al menos legalmente, seguía casada con el ex presidente argentino Carlos Menem. Y nuestro equivalente al triángulo Pitt, Aniston y Jolie fue el romance de Marc Anthony con Jennifer López, mientras seguía casado con la ex Miss Universo Dayanara Torres.

Mucha gente se sorprende cuando se entera de que, no obstante la fama, el dinero, el poder, la belleza y sus a veces extravagantes estilos de vida, las estrellas también engañan a sus parejas. En realidad nadie debería sorprenderse, ya que un estudio demuestra que los famosos cometen actos de infidelidad empujados por las mismas razones que el resto de la gente, pero un factor que se cita como destacado, es que en el caso de los famosos, es una consecuencia de su poder. Son infieles porque creen que pueden engañar a sus parejas con impunidad. Actores, deportistas o cantantes de rock consideran en muchos casos, debido al ambiente que los rodea, que engañar es la norma. La fama va de la mano con la infidelidad. Es parte del territorio donde se mueven. Hace algunos años, en una entrevista, el cantante Jon Bon Jovi comentó que en el mundo de la música, engañar era, esencialmente, parte del trabajo. A los famosos se les presentan constantemente oportunidades para ser infieles y muchas veces toman ventaja de esta situación.

Pero ¿qué pasa con el resto de la gente? Los que no son famosos, los que no salen permanentemente en las noticias, la gente común que lleva una vida normal. ¿Será que, en el caso de ellos, también hay constantes como en la vida de los ricos y famosos que los empujan en algún momento a ser infieles?

De las entrevistas realizadas a cientos de parejas, casados o no, se desprende que en la mayoría de los casos las constantes no existen, pero incurren en infidelidad casi por las mismas razones que los famosos, aunque con menos frecuencia y, por supuesto, sin salir en televisión. Una vez más, es una cuestión de "época". Los problemas en el matrimonio han existido siempre.

Pero nuestros abuelos los resolvían de otra manera. Ahora es más común el "escape fácil". Se acepta la infidelidad sin cuestionarla demasiado.

Sin embargo, se pueden destacar algunas características que son propias de la época y de las influencias que ésta aporta en el comportamiento de los hombres y las mujeres. Por ejemplo:

Adicción sexual

Se ha comprobado que muchos "engañadores" en serie, para llamarlos de alguna manera, pueden sufrir de lo que se conoce como "adicción sexual", para la cual se supone que se han creado ciertas formulas de "rehabilitación", pero que pocas veces dan resultado.

Curiosidad sexual

Otra característica de nuestra época, es cuando un miembro de la pareja busca una forma de placer o una manera de satisfacer ciertas "fantasías" o "deseos" sexuales que aparentemente no encuentra con su pareja o en su casa.

Infidelidad discreta

Aceptada a través de la historia, pero mucho más en nuestros tiempos. Se hace el de la "vista gorda" respecto a la infidelidad mientras que no avergüence públicamente al otro.

Tentaciones

La "incapacidad" o la falta de "voluntad" de resistir a las tentaciones que abundan en nuestra época. Cuando una mujer se acerca a un hombre por interés y lo hace sentir muy bien, algunas veces resulta una tentación irresistible, sobre todo si la mujer es más joven y bonita. Lo mismo ocurre con una mujer a quien le hace falta atención o tiene algún problema emocional.

Falta de estima

La falta de estima propia o "quererse poco", como se dice comúnmente, lleva a ciertas personas a una búsqueda constante de alguien que le haga superar esa estima. En la época de hoy, con internet y otros inventos, esa persona suele aparecer con facilidad. Síntomas de "falta de estima" surgen, por lo general, por situaciones psicológicas o porque la persona ha quedado herida por algún desengaño amoroso.

Deseo de aventura

Se ha comprobado que muchas personas que engañan lo hacen porque les produce "excitación". Tienen fascinación por el arte, el subterfugio, que requiere la conquista amorosa y la ansiedad de una relación secreta. Toman a la infidelidad como un deporte, como una forma de recreación arriesgada.

Drogas y alcohol

Un síntoma decididamente influyente y propio de la época. Se ha comprobado que las drogas y el alcohol disminuyen las inhibiciones e impiden el sano juicio, que resultan en un comportamiento lascivo de consecuencias inesperadas. La infidelidad "casual", como resultado de estas circunstancias, conlleva por lo general un gran cargo de culpabilidad.

Estatus

De algunas entrevistas se desprende que para algunos la infidelidad forma parte de un estatus de nuestra época. Es una expresión del estilo de vida de estos tiempos convulsionados y es causada, no sorprendentemente, por la presión de los amigos o amigas.

Las anteriores son, en definitiva, características y aspectos que se deben tomar en cuenta. Aun en nuestra época de valores cambiados y mentes liberadas, la infidelidad en una relación afecta cruelmente y sin piedad al que resulta sorprendido por la traición, por el comportamiento engañoso del otro. La infidelidad destruye almas y vidas. La infidelidad es, para quien la sufre, la raíz de muchos miedos y de muchas dudas. No es una consecuencia en sí misma, es una causa de muchas otras circunstancias con las que se tendrán que convivir en forma cotidiana.

2

La sospecha

El caso de Laci Peterson

La escena sobre las aguas de la bahía de San Francisco era espeluznante. El 13 de abril de 2003, equipos especializados de la policía rescataron el cuerpo de un feto de sexo masculino del que aún colgaba el cordón umbilical. Al día siguiente, en las orillas de la misma bahía, aparecía el torso de una mujer sin cabeza, sin manos, sin pies.

Aunque los cuerpos estaban en un estado extremo de descomposición, se realizaron las autopsias correspondientes. Los resultados determinaron más tarde que el torso pertenecía a Laci Peterson, una maestra sustituta de 27 años y el feto, al bebé que se había gestado en su vientre y que al nacer, iba a recibir el nombre de Conner. A pesar de un intenso esfuerzo por parte de los especialistas, los análisis no habían logrado señalar las causas exactas de sus muertes.

Laci Peterson había desaparecido el 23 o 24 de diciembre del año anterior. Estaba embarazada de ocho meses y, de acuerdo con los médicos, debía dar a luz el 10 de febrero de 2003. El mismo esposo de Laci, Scott Peterson, había alertado a las autoridades sobre la desaparición de su mujer. Dijo a los detectives que la había visto por última vez a las 9:30 de la mañana en la víspera de la Navidad. Según Scott, Laci le había dicho que se iría a pasear con su perro, un golden retriever, y que después haría unas compras en Loma Park, un vecindario de Modesto. Laci nunca regresó y desde ese momento se inició una intensa búsqueda donde agentes de la policía a pie, a caballo y en lanchas a motor se mezclaban con miles de voluntarios bajo el zumbido constante de los helicópteros.

Cinco días después de haberse encontrado los cuerpos de Laci y su bebé sin nacer en la bahía de San Francisco, Scott Peterson era atrapado cerca de La Jolla en el sur de California, dentro de su auto, en el estacionamiento de una cancha de golf. En sus bolsillos llevaba 15 000 dólares en efectivo, cuatro celulares y gran cantidad de tarjetas de crédito con distintos nombres de miembros de su familia. Además, había empacado equipo para acampar, cuchillos, un arma de fuego, una pala, cambios de ropa para varios días, 25 cajitas de píldoras para dormir y Viagra. Como identificación portaba la licencia de conducir de su hermano. Se había dejado crecer una "chivita" y el pelo y la barba estaban teñidos de rubio.

La captura de Scott Peterson y su posterior juicio destapó uno de los casos más escalofriantes de un hombre común, apuesto, buen mozo, trabajador e inteligente, cuya infidelidad y mentiras lo habían convertido en asesino de su esposa embarazada y su propio bebé. Scott Peterson fue encontrado culpable de doble asesinato y sentenciado a la pena de muerte el 16 de marzo de 2005. En las primeras horas de la mañana del día siguiente ingresaba, con 33 años de edad, a la infame e histórica prisión de San Quentin, al norte de la ciudad de San Francisco, con vista irónicamente a la misma bahía donde habían encontrado los cuerpos de su esposa Laci y su bebé Conner.

El de Peterson obviamente, es uno de los casos más extremos y trágicos de una infidelidad llevada a la locura, pero no el único. Las crónicas policiales están repletas de estos ejemplos, como veremos más adelante. Laci se llevó a la tumba los detalles de las "sospechas", pero no debe ser muy difícil imaginar cómo, poco a poco, los cambios en la personalidad de Scott conducían a Laci a dudar de su marido. Sus llegadas tarde, sus reacciones incoherentes, el aroma de un perfume distinto: el de Amber Frey ya convertida en la amante de Scott.

La verdad es que nunca se sabrá toda la historia porque una de las protagonistas clave de este triángulo, producto de la infidelidad, está muerta. Seguramente, Laci con sus sospechas, se había convertido en un estorbo. Es precisamente la sospecha, la primera que se asoma como síntoma perturbador en una relación donde uno de los dos es infiel.

LA SOSPECHA

La mente del ser humano funciona de manera sorprendente. Todos estamos dotados con nuestros sentidos para ver la realidad que nos rodea. Sin embargo hay funciones de nuestro propio cerebro que son capaces de distorsionar esa realidad y, a veces, percibimos o imaginamos situaciones que en realidad no son, que no están ahí. Sin embargo, otras veces, ese radar oculto en nuestro subconsciente detecta que algo no anda bien y de inmediato desarrolla un sistema de alerta que agudiza nuestra sensibilidad.

Este fenómeno es típico en las relaciones de pareja, donde la inseguridad y los celos desempeñan un papel determinante. Una de las cosas más difíciles es saber qué hacer, cómo reaccionar cuando se piensa que nos están traicionando en el amor. Más difícil aún es mantenerse calmado cuando surgen las sospechas.

Uno de los errores más graves que comete la mayoría es acusar a la pareja basándose en una sospecha. Analizando miles de casos, los expertos en relaciones amorosas concluyen que esta actitud es contraproducente y autodestructiva. Está comprobado que acusar al otro de infidelidad sin tener las pruebas necesarias entorpece la posibilidad de encontrar la verdad. Por lo tanto, cuando el radar oculto capta simplemente una sospecha, lo más indicado es mantener total y absoluta calma. Difícil de lograr, pero posible.

Lo primero que aconsejan los expertos cuando comienzan las sospechas es evitar un enfrentamiento cara a cara, un interrogatorio. Lo más prudente es buscar modelos de comportamiento. Cuando una noche cualquiera, uno llega tarde a la casa y la explicación que da no es totalmente satisfactoria, no debe servir de excusa para que el otro llegue a la conclusión definitiva de que le están haciendo trampa. Sin embargo, cuando esta situación se repite, pudiera ser una clara indicación de que él o ella está siendo infiel.

La preocupación, la angustia y la ira, basadas solamente en la sospecha, no conducen a nada, sino que deterioran aún más la relación, desgastan la energía y conducen a un abismo depresivo, algunas veces, de consecuencias impredecibles. Fundamento mis conclusiones en varios años de investigación y entrevistas sobre un tema que para algunos puede ser tabú o al menos muy difícil de ventilar, pero que debemos tomar muy en serio porque produce grietas en nuestra sociedad y ha tenido graves y peligrosas repercusiones.

Los estudiosos del tema dan algunas claves de cómo manejarse cuando surgen las sospechas y desarrollar una especie de detector humano de mentiras para llevar los hechos mas allá de la imaginación y encontrar la verdad. Es decir, ver la realidad como es y no como la percibimos. Para esto se ha creado una especie de tabla de señales que permite descubrir la trampa del infiel. Debo advertir que no se trata de una ciencia de conclusiones exactas, pero servirán como pistas para encontrar las marcas en la dirección correcta. Por supuesto, cada caso es particular y único, pero se ha podido establecer que, en general, estas señales aparecen constantemente.

Muchas de estas evidencias constituyen un denominador común, pero muchas veces no prestamos atención o no le damos la trascendencia que pudieran tener. Hay una manera, por ejemplo, de percibir la infidelidad y empecemos por ésa.

La fragancia

Vale la pena preguntarse si ella o él llega a la casa emanando un perfume distinto que el que usualmente lo caracteriza u otro olor como tabaco o un aroma diferente al de él o ella, en fin, una fragancia extraña al universo de la pareja.

La tecnología

Es muy difícil que en nuestra época, con todo el avance tecnológico en electrónica, una relación pueda cobrar forma, desarrollarse o durar sin la comunicación por teléfono, computadora o estos nuevos aparatitos diseñados para enviar mensajes que se reciben instantáneamente. Aconsejan los expertos que hay que estar atentos a cualquier cambio drástico en la comunicación telefónica habitual. Pueden ser consideras como señales de alerta:

- Llamadas misteriosas a horas inesperadas o inusuales.
- Cierto nerviosismo o incomodidad cuando se recibe alguna llamada.
- La necesidad urgente de un nuevo celular.
- El hecho de salir del lugar para contestar.

El nuevo look

Tras miles de entrevistas, consultas y estudios de casos de infidelidad, los especialistas concluyen que una de las señales características es un súbito cambio en la apariencia. Por lo general, señalan que esto se manifiesta cuando hay una preocupación exagerada o muy evidente por "cómo se luce". O la decisión súbita de incursionar en el gimnasio para iniciar un nuevo régimen de ejercicios.

Cambios de comportamiento

Otro aspecto lo componen cambios notorios en la forma de ser: un comportamiento errático en él o ella o la presencia de cierta hostilidad en el trato o una manifestación clara de agresividad durante las discusiones. Y el síntoma claro es el pronunciamiento: "Necesito más espacio para mí".

Las amistades

Los amigos mutuos de la pareja pueden constituir una fuente importante de información cuando uno de los dos está siendo infiel. Un síntoma que debería llamar la atención es cuando los amigos de ambos se comportan de manera inusual. Si esto ocurre es porque se han enterado de algo y se sienten incómodos cuando se refieren al miembro de la pareja que está haciendo trampa en la relación.

La mirada

Algunos especialistas aseguran que los ojos lo dicen todo. Por lo general, el que está siendo infiel evita mirar a los ojos cuando se le pregunta dónde estuvo o qué estuvo haciendo. Es una posible señal de que está mintiendo o inventando una historia.

Las sábanas

Las marcas aparecen también en las sábanas… Es una manera de referirnos a ciertas actitudes que tienen que ver con las relaciones sexuales. En este caso la señal de alerta debe sonar cuando decrece el interés por el sexo o se incrementa el apetito sexual, en particular, si hay un interés notable por nuevas posiciones sexuales.

Teniendo en cuenta estas señales comunes que aparecen en las relaciones donde alguien está siendo infiel, corresponde ahora hacer una serie de acotaciones surgidas también de las miles de consultas que se han realizado sobre el tema.

Hay que tomar en cuenta el remolino de emociones que surge constantemente en las relaciones de pareja. No son solamente los deseos carnales que llevan a uno o al otro a refugiarse en los brazos de un tercero. La mayoría de las aventuras fuera de la pareja se producen por necesidades emocionales que no son satisfechas y que finalmente terminan en la intimidad del acto sexual. De cualquier manera, el dolor que deja la traición es muy grande y opaca muchas veces la visión que se debe tener de una relación como algo total, haciendo hincapié sólo en el hecho de que el otro está durmiendo con alguien.

Nada vuelve a ser igual cuando uno o el otro ha sido infiel. Sin embargo, se ha comprobado que para algunos no es el final de una relación y buscan recursos para superar el trauma. Para otros, la marca que deja la infidelidad es imborrable y definitiva. Los especialistas concluyen que sobrevivir a la infidelidad no es fácil y la recuperación es compleja.

Algunos culpables de haber cometido un acto de infidelidad han reconocido en entrevistas voluntarias que tienen cargo de conciencia, que se sienten mal de haber herido a una persona que quieren y admiten que lo hicieron por placer físico. Generalmente, pero no siempre, las mujeres entrevistadas señalan que para ellas todo comenzó por un problema emocional. Sin embargo, los hombres admiten abiertamente que los motivos fueron sexuales.

ALICIA Y RODOLFO

En este caso aparecen síntomas y sospechas que forman el típico abanico de los casos de infidelidad.

Alicia y Rodolfo se habían conocido en una fiesta familiar de cumpleaños. Venían de diferentes países, pero rápidamente desarrollaron una linda amistad que terminó en noviazgo. Después de año y medio de relación, decidieron contraer matrimonio ilusionados con planes para toda la vida.

Llevaban cuatro años de casados y el primer bebé venía en camino. Para Alicia todo estaba bien. Se había casado con el hombre de sus sueños y habían adquirido una linda casa con todas las previsiones necesarias para la llegada del bebé. Lo que no se imaginaba Alicia era que Rodolfo estaba iniciando un *affair* con una compañera de trabajo.

Cuando llegó el niño, Alicia había ganado bastante peso. Aunque estaba ocupada con el recién nacido, seguía demostrando su amor a su marido. Pero había cierta tensión en el hogar y la intimidad y las relaciones sexuales eran inexistentes. Rodolfo le decía a Alicia que no se sentía amado como hombre. Ella le respondía que lo quería mucho, pero que eran momentos para actuar como adultos y no como adolescentes.

La situación empeoró a los ocho meses de haber nacido el niño. Rodolfo pasaba largas horas trabajando y estaba cada vez menos en casa. Llegaba tarde, cansado, estaba nervioso por la mañana, había claras indicaciones de que tomaba más que antes. Su teléfono celular sonaba constantemente. Rodolfo salía del cuarto para responder. La tarea de mamá dejaba a Alicia sin energías…

Un día, Rodolfo llegó un poco más temprano y le pidió a Alicia que llevara el bebé a la casa de su madre que tenía que hablar con ella. Alicia no entendía muy bien el porqué de esa petición, pero hizo lo que le solicitó Rodolfo. Muy nervioso y en forma bastante incoherente, le contó a Alicia que una compañera de trabajo lo estaba demandando por acoso sexual, pero que estaba decidido a pelear el caso en la Corte y tenía que contratar a un abogado.

Pasaban los días y Rodolfo le contestaba con evasivas cada vez que le preguntaba sobre el caso. Un día, Alicia decidió llamar a la Corte y preguntar cómo iba la demanda a su marido y recibió la gran sorpresa cuando le contestaron que la demanda no era por acoso sexual, sino por paternidad. Ella decidió enfrentarlo y tras momentos de gran tensión y angustia, Rodolfo confesó la verdad. Tres semanas después, Rodolfo se iba de la casa a petición de su mujer. Recibieron terapia, pero Alicia nunca pudo aceptar que Rodolfo había dejado a otra mujer embarazada en una clara muestra de infidelidad e insensibilidad.

ANA MARÍA Y JORGE

Un caso diferente, opuesto, pero donde aparecen también señales de alarma que incluimos en la lista para tener en cuenta.

Ana María y Jorge llevaban seis años de casados, relativamente tranquilos y felices. Ella había insistido varias veces en que quería concebir, que ya era hora de agrandar la familia. Él era agente deportivo y viajaba mucho. Le dijo a su mujer que una criatura lo iba a atar demasiado y que la vida para los dos cambiaría mucho. Ana María confesó más tarde que esa actitud, para ella, fue una gran decepción.

Ella era diseñadora de interiores. Vivían en la Florida. Ana María comenzó a dedicarse cada vez más a su trabajo y con un círculo pequeño de amigos y amigas asistía con más frecuencia, a fiestas nocturnas. Se pasaba el día en la computadora y con el teléfono celular en la mano hablando de negocios y eventos sociales. Llegaba tarde a casa y, por lo general, ebria. Varias veces Jorge llegó de noche a una casa vacía. Y solamente hacían el amor cuando ella llegaba con algunas copas de más. Algo que notó Jorge es que ella dejaba el teléfono celular en su auto. Las señales de infidelidad comenzaban a aparecer y también las sospechas. Cuando él le preguntaba, ella contestaba que era su imaginación, que estaba loco…

Ana María le echaba la culpa al trabajo. Un día, Jorge enloquecido por las sospechas y las dudas decidió descargarse con un amigo que le aconsejó contratar a un investigador privado. Tras las primeras evidencias de infidelidad que ocurrieron a la salida de un bar, en un restaurante y en la oficina de un abogado, Jorge decidió enfrentarla. Ana María pidió perdón, le rogó que la perdonara e intentaron una reconciliación.

La paz duró tres semanas. Jorge descubrió ropa interior nueva y decidió llamar nuevamente al detective. Una noche mientras él estaba afuera de la ciudad y después de ver un juego de baloncesto en un bar, Ana María, visiblemente alcoholizada, volvió a cometer adulterio con alguien que conoció esa noche. Varios meses después, Ana María y Jorge se divorciaban. Jorge necesitó cinco meses de consultas con un especialista para salir de la depresión.

Las anteriores son historias reales. Casos famosos como el de Laci Peterson, que recibió amplia cobertura periodística, y otros de gente común que no formaron parte de los titulares de las noticias, no dejan de tener trascendencia porque sirven como ilustración de lo que ocurre a diario en nuestra sociedad. Seguramente algunos se sentirán identificados con los personajes, ya sea con el que comete la infidelidad o con el que la sufre. Tendremos otras en los capítulos siguientes.

Por lo general, las sospechas no surgen a menos que haya motivos. Algunas veces no son muy claras, pero tarde o temprano esas señales aparecen cuando alguien en la pareja no está actuando con sinceridad. En algún momento, el engaño se descubre. Y para eso, hay que prestar atención a las señales de alarma y sustanciar la sospecha. Una actitud vigilante y preventiva puede evitar mayores asombros y amortiguar el golpe cuando la infidelidad se comprueba.

3

Evidencias de la infidelidad

Actitudes y reacciones

Hemos analizado el trauma que causa la sospecha. La angustia que se prolonga durante semanas, meses y hasta años. Un proceso desgastador que afecta a la pareja y a la familia entera, en especial cuando hay hijos de por medio.

El camino de la sospecha a la evidencia puede ser largo o corto dependiendo de la personalidad de los afectados y de los factores en juego. Por ejemplo, el proceso desolador de la espera lo alarga quien es víctima de la infidelidad cuando, inconscientemente, no quiere aceptar que el otro le está haciendo trampa. También lo puede alargar quien está cometiendo la infidelidad al utilizar un sinnúmero de artimañas, demoras, mentiras y estrategias para confundir, porque no se anima a decir la verdad. Es aquí donde la infidelidad se transforma en un arte practicado y perfeccionado por el adúltero.

La verdad es que no hay escape. Descubrir que la novia, el novio, la esposa o el esposo fueron infieles, es traumatizante y devastador. En el caso de los matrimonios, es aún más grave porque hay un compromiso de antemano. Debemos suponer que la infidelidad no debe ser la solución para los problemas que se hayan detectado en una relación. Precisamente, aquel compromiso, debería dar lugar a otras salidas producto de la comunicación, por ejemplo, sin tener que recurrir al escape fácil de encontrar en "otro" u "otra" lo que se buscaba en el seno de la pareja.

En definitiva, las estadísticas demuestran que si bien casi la mitad de los casados o casadas cometen en algún momento un acto de infidelidad, no es menor el dolor que se experimenta ante las evidencias de la traición. "Quisiera encontrarlo en el propio acto. Tengo que verlo con mis propios ojos". Para algunos, ésa es la manera de anticipar el desenlace. Quieren cerciorarse ellos mismos. Impulsados por una especie de "masoquismo", quieren ver a su pareja con el otro o la otra. Y para demostrarlo, tenemos casos que vamos a exponer al final de este capítulo.

Otros reaccionan en forma diferente, surge en él o ella un sentido de culpabilidad. Algunas reacciones típicas de esta conducta son:

- ¿Qué hice de malo, dónde fallé?
- ¿Por qué me pasa esto a mí, debí actuar diferente?
- El problema no eres tú, me mata hacerte sufrir, pero me pasa algo que no tiene que ver contigo…

Y están los que al actuar con cierto grado de frialdad, por temor a ahondar demasiado en la situación, aceptan las evidencias con un camuflaje de estoicismo, y determinados a evitar más dolor, insisten en terminar la relación de una vez por todas, aunque los está carcomiendo la duda y la rabia.

El hecho es que, una vez que aparecen las evidencias, la consecuencia es la misma: uno o una más que se transforma en parte de la estadística de los miles y miles que han sido víctimas de la traición o de los miles y miles que optaron por ser infieles.

Las evidencias fueron muchas y variadas:

- Un día ella lo siguió y se dio cuenta por qué las millas en el auto no correspondían a las cortas distancias que, supuestamente, recorría su marido.
- Un amigo en común la vio salir con el otro del departamento de una amiga de ella y se lo contó al esposo.
- Él comenzó a utilizar la computadora cuando estaba solo y en secreto. Un día, la esposa le descubrió todos los correos electrónicos y *chats* "íntimos".
- El número de larga distancia repetido que aparecía en largas conversaciones telefónicas y que le llamó la atención al marido por lo abultado de la cuenta, era el del otro.
- Desde hacía un tiempo él utilizaba para las llamadas en su celular una tarjeta telefónica, cuando nunca antes lo había hecho. La esposa comprobó después que la razón era obvia.
- Un día el marido descubrió en un cajón del closet, prendas íntimas, muy sexy, que ella nunca utilizaba cuando estaba con él.

• El novio de hacía bastante tiempo y con el que se iba a casar no supo qué decirle, porque en su cheque del trabajo no aparecían las interminables horas extra.

Cuando por fin se tienen las evidencias de la infidelidad y él o ella admitió que ha cometido adulterio, llegó el momento de tomar decisiones; pero hay que entender algo claramente. Debido a que el tramposo está programado ya para mentir, se necesita literalmente mostrarle la "prueba" de lo que se ha venido sospechando. Obtener la prueba antes de enfrentarlo o enfrentarla es, según los especialistas, la clave para decidir qué va a pasar con esa relación.

Y empiezan a aparecer preguntas como éstas: ¿es posible continuar con esta persona? ¿Es posible aceptar lo que ha pasado y seguir adelante con la paz mental que se necesita y el sentido de seguridad esencial para que la relación funcione?

Hay que buscar respuestas para todas las preguntas. El dolor que produce una desilusión tan grande como la infidelidad es tan profundo, que no encontrar respuestas a esas preguntas puede ser aún más destructivo que el propio acto de la infidelidad. No hay que conformarse con medias respuestas. Hay que tener muy presente que quien cometió infidelidad o adulterio le debe al otro una explicación honesta.

Si se opta por una reconciliación hay que comprender además, que llevará mucho tiempo, determinación y ayuda de la persona que ha herido con su actitud deshonesta y desleal.

Después de haber conocido un sinnúmero de casos, los especialistas aconsejan a quienes han sido víctimas de la infidelidad, que no deben tener temor de demandar lo que ellos consideran justo: quiénes son las amistades que frecuentan, qué hacen, a dónde van. El infiel debe estar consciente de que cometió un error y que, de ahora en adelante, debe demostrar con hechos y no sólo con palabras que va a respetar la relación y el compromiso.

Se trata de curar las heridas o de partir. El que cometió la infidelidad es quien tiene mayor trabajo y responsabilidad de ahora en adelante. No es cuestión de venganza o revancha. El infiel tiene que reconocer cuanto dolor ha causado. Tiene que saber que se le ha perdido la confianza.

Si esta persona no es capaz de terminar la relación que ha causado la infidelidad, el otro o la otra tiene que darse cuenta y resignarse tal vez, a que está frente a una persona con una adicción a este tipo de comportamiento.

KARINA Y ROBERTO

Karina y Roberto eran novios desde hace un año y medio. Se conocieron en una fiesta en el Valle de San Fernando, un suburbio de Los Ángeles. Ella trabaja como enfermera en un hospital privado y él es gerente de una tienda de ropa para hombre. A propósito, últimamente Roberto se estaba preocupando mucho por su apariencia personal.

Karina cuenta que hace dos semanas se levantó con la premonición de que Roberto, quien vive con ella, la estaba engañando. Instintivamente, mientras él dormía temprano en la mañana, comenzó a buscar números en el teléfono celular de su novio. Para su sorpresa, Karina encontró dos mensajes de texto de dos chicas diferentes. El corazón le palpitaba fuertemente… Un mensaje decía: "Te extraño mucho". El otro texto era de contenido sexual muy gráfico.

En estado de *shock* y muy nerviosa, Karina lo enfrentó al regreso de su trabajo. Roberto le recriminó el hecho de haberle registrado su celular y le dijo que últimamente la había visto más descuidada, poco sensual, que simplemente había sido una escapada y que los mensajes en realidad no significaban nada.

Karina confesó que la actitud insensible y descarada de su novio la devastó, y que a partir de ese momento le perdió la confianza. Una llamada a una de las chicas confirmó que su novio la estaba engañando desde hacia cuatro meses. Aunque amaba a Roberto, no quería vivir con la sensación constante de inseguridad. El golpe fue tan duro, dice Karina, que todos los sueños que tenía para un futuro matrimonio se derrumbaron y que la única salida que vio para superarlo fue mudarse a Texas con una prima con la intención de comenzar una nueva vida.

Al momento de preparar este libro, los especialistas coinciden en que la infidelidad ha adquirido proporciones epidémicas. Por las características que estoy exponiendo, se habrán dado cuenta de los efectos de la infidelidad. Superar el engaño no es tarea fácil. Todo lo contrario, para la mayoría, sobreponerse a la crisis consiste en un doloroso tratamiento. La infidelidad descompone la médula de una relación y destruye la honestidad y el compromiso. Lo que antes significaba la verdad se convierte en un gran signo de pregunta. La persona que es víctima de la infidelidad comienza a sentirse sola y aislada. Todo se paraliza, resultando muy difícil seguir adelante.

Pero no todos reaccionan de la misma manera cuando van saliendo a flote las evidencias del engaño. Para la mayoría, es un hecho doloroso que produce fuertes efectos mentales y emocionales. Muchos no saben qué hacer, cómo actuar y qué decir. Algunos, cuando se enteran de que han sido traicionados, se dejan llevar por el impulso y reaccionan con desesperación, complicando aún más una situación que de por sí es grave. Otros, se encierran en sí mismos, sufren solos.

Están los que prefieren recurrir a un investigador privado que detalle, paso a paso, el comportamiento del miembro de la pareja que ha incurrido en la infidelidad. Y también están los que deciden descubrir todo por ellos mismos. Actúan calmados, calculan cada movimiento y demuestran gran dosis de sangre fría. Prefieren esperar a que llegue el momento oportuno para descargar todo lo que sienten, todo lo que han tenido que soportar al convivir con una persona infiel.

Tal es el caso de un esposo que descubrió cómo, cuándo y con quién su mujer, más joven que él, lo estaba engañando y prefirió esperar, esperar, esperar... Es la historia de Patricio y Helena, pero se las voy a presentar en un capítulo más adelante, porque ahora el turno es para el esposo infiel.

4

El esposo infiel

La noticia tomó al mundo por sorpresa y durante varios meses el escándalo de Bill Clinton y Monica Lewinsky paralizó a la nación más poderosa del mundo. La avalancha de información iba complicando más y más al presidente de los Estados Unidos.

En noviembre de 1995, de acuerdo con unas grabaciones que habían sido realizadas en secreto, Monica y Bill se enfrascaron en una relación sexual. Monica, una "atractiva" muchacha de 21 años, había llegado en junio de ese año a trabajar en la Casa Blanca como pasante sin pago. Acudía frecuentemente a la oficina presidencial llevando cartas y mensajes de miembros del Congreso y así conoció al mandatario. Aún bajo las circunstancias tan especiales de las visitas y el secreto que las rodeaba, se puede decir que el del presidente y la pasante fue un tórrido y prolongado romance.

En abril de 1996, Lewinsky fue trasladada al Pentágono y allí conoció a Linda Tripp, quien más tarde grabaría en secreto las históricas confidencias de Monica, donde la joven describía en detalle y gráficamente los momentos que pasaban juntos con Bill en la oficina de la Casa Blanca.

Sin embargo, no sería hasta mucho más tarde, en enero de 1998, cuando la Nación y el mundo se enteraban con asombro e incredulidad del escándalo que ponía en peligro la presidencia de Estados Unidos. Los críticos no tardaron mucho en asediar al presidente quien negaba una y otra vez su relación con Monica. Probablemente, nunca se imaginó que la muchacha, en un acuerdo con la justicia, había prometido contar "absolutamente todo" a cambio de inmunidad.

Los enemigos pedían su renuncia al mismo tiempo que surgían, contra el presidente, otros cargos de acoso sexual. Su esposa Hillary lo defendía diciendo que "el tiempo iba a disipar las dudas y las acusaciones sin sustancia". Pero ocurrió todo lo contrario. Los hechos salieron a la luz: los encuentros furtivos con Monica, lo que hacían a puertas cerradas, los momentos íntimos que compartían...

El 27 de julio de 1998, en una reunión en Nueva York con fiscales federales, Monica Lewinsky confesaba que había tenido "relaciones sexuales" con el presidente Bill Clinton y le entregaba a las autoridades un vestido azul oscuro que contenía evidencias físicas de esa relación.

En septiembre de ese mismo año, el mundo entero veía al presidente de la mayor potencia del planeta confesando frente a las cámaras de televisión. En un careo judicial de cuatro horas, Bill Clinton admitía con detalle su relación con una pasante que había llegado a la Casa Blanca para cumplir un interinato. El desliz le costó que impugnaran su presidencia.

No es el primero ni será el último caso de un funcionario público que comete infidelidad o adulterio, pero es, definitivamente, el más notorio de los últimos tiempos. Para la mayoría demostró falta de moral y de ética, incluso para aquellos que piensan que lo que una persona hace en su vida privada es asunto suyo. Porque todavía existe la creencia de que un presidente representa, además de a sí mismo, a todo el país. Y ¿qué decir de su esposa? ¿Ignoraba Hillary completamente las andanzas de Bill? ¿Qué efecto tuvo y va a tener en su vida y en su carrera política? ¿Qué impacto tendrá en su hija Chelsea el comportamiento de su padre?

El hecho es que, se trate de un esposo presidente o un esposo común y corriente, los síntomas y las consecuencias son similares. ¿Era Clinton más susceptible a la infidelidad porque se trataba de un hombre poderoso e influyente y de gran visibilidad? Una reconocida experta en la materia asegura que no necesariamente. Todos somos responsables por nuestras acciones y el señor Clinton no es una excepción. Encontró las tentaciones porque se puso en situaciones comprometedoras, consciente o inconscientemente y esto no tiene nada que ver con la profesión.

Ya dijimos que de acuerdo con una estadística, 80% de los hombres casados admiten tener una buena relación de pareja, pero casi la mitad de ellos admite también haber tenido alguna experiencia sexual fuera de la pareja. Existen varias categorías de hombres infieles, adúlteros o tramposos y de nuevo con la ayuda de varios años de investigación, mostraré a ustedes las actitudes o comportamientos que los caracteriza.

El romántico

Al infiel que podemos considerar como el más sensible es al romántico. Sí, el romántico también engaña. Éste es el que está permanentemente en busca de la mujer ideal. Se enamora de la "imagen" de esa mujer que crea en su imaginación. Con el tiempo, su percepción cambia y aparece una nueva mujer ideal con diferentes características. Esta especie de carrera tras la mítica mujer de sus sueños, hace que vaya perdiendo interés en la que tiene al lado y busca en una relación extramatrimonial lo que no encuentra en su casa.

El oportunista

Hay un tipo de marido que persigue relaciones sexuales con mujeres que estén disponibles. Su obsesión es el oportunismo sexual. Para él, hacer trampa es un desafío y no pierde la oportunidad de conquistar en cualquier círculo o lugar donde se encuentre. Algunos especialistas indican que este oportunista sexual tiene sus raíces en la niñez, con una madre que le falló emocionalmente causándole una baja en su estima.

El adicto

Pertenece a esta categoría aquel que engaña debido a su insaciable apetito sexual. El acto sexual es lo que le produce mayor placer en la vida. Su obsesión por el sexo lo lleva a buscar gratificaciones de diferente tipo, se inclina por las orgías. Pocas veces admite que es infiel.

El aburrido

A la lista agregamos el esposo "aburrido". Este marido engaña simplemente porque está cansado de la rutina. Seguramente ama a su esposa y a sus hijos, pero el aburrimiento lo hace buscar algo nuevo que lo saque de la "costumbre" y le levante la estima.

El desobediente

Éste es el tipo de hombre, de esposo, de novio que le fascina romper las reglas, buscar su satisfacción sexual en lo prohibido. La raíz de este comportamiento puede estar también en la niñez por una conexión emocional incompleta: tal vez la relación con su madre, que ahora proyecta en su esposa.

El intencionado

Vamos a incluir al que engaña intencionalmente. El que es infiel como un acto de venganza. El que lo hace porque se lo hicieron a él o para herir a una mujer en la parte de su ser más vulnerable. Los expertos coinciden en que el comportamiento de este tipo de "tramposo" tiene raíz en algún problema psicológico que guarda muy dentro.

El débil

Por supuesto, está también el débil. El que trata de resistir a la tentación, pero no puede. No es malicioso, no busca las oportunidades, pero cuando aparecen le cuesta o es incapaz decir que no. Él sufre siendo infiel porque se pone en el lugar de la "otra" persona y se arrepiente cada vez que lo hace. Es un infiel con remordimiento y de ocasión, porque evita comprometerse en la relación extramatrimonial.

La anterior es simplemente una lista de diferentes personalidades y las razones que según los expertos determinan porque los hombres engañan. Y debe constituir una señal de alarma para todos y todas. Las características mencionadas no aparecen de un día para otro, se desarrollan por medio de una relación y afloran cuando se presenta una oportunidad. Pero ¿cómo detectar estas características para moldearlas de tal manera que no terminen en una situación lamentable? La solución sería conocer mejor a la persona que está con nosotros, tener siempre en cuenta que la fórmula mágica no existe. Hay muchas razones impulsadas simplemente por la naturaleza humana.

Saber que el esposo es infiel es una de las experiencias más devastadoras para una mujer. Tanto o más doloroso es la "incertidumbre', la "duda" ante la posibilidad de que el esposo esté cometiendo adulterio.

Tanto el hombre como la mujer pueden caer en la infidelidad. Pero hay ciertos aspectos de este comportamiento que se le atribuye más al sexo masculino que al femenino.

Estudios recientes indican que los hombres son más proclives que las mujeres a envolverse en una actividad adúltera, por el solo hecho de la experiencia sexual, pero al mismo tiempo son los hombres los que tienden a cortar más rápido esa relación.

Otro estudio sugiere con claridad que las mujeres que cometen adulterio, que son infieles, inician esa relación extramatrimonial con la idea de un propósito "superior" más que por "lujuria". La verdad es que a la mujer le resulta más fácil encontrar, cuando ella lo desea, la oportunidad de tener sexo con un hombre. Pero está comprobado que, por lo general, la mujer busca algo más que el acto sexual. Sin embargo, el hombre está más interesado en el aspecto físico de la relación, sin que ésta conlleve una atadura emocional. Es la transgresión física, lo que le fascina.

Algunos antropólogos explican que el hombre tiene inclinación natural a "compartir" con la mayor cantidad del sexo opuesto posible. En este sentido, las opiniones están divididas, es una teoría que puede o no tener validez. Lo que es innegable porque lo demuestran los estudios, es que, cometido el acto de infidelidad, son más hombres que mujeres los que tienen "menos sentimientos de culpa".

GUSTAVO Y LAURA

Gustavo y Laura llevaban casi 17 años casados. Con un hijo que estaba a punto de graduarse de la escuela secundaria, vivían en una grande y cómoda casa en San José, California. Compartían una vida normal y eran buenos padres. Laura se dedicaba a las tareas de la casa y dos veces a la semana enseñaba inglés en una escuela para adultos. Gustavo trabajaba en una importante firma de arquitectos y con frecuencia atendía clientes desde una oficina en San Francisco, donde se quedaba a dormir si el día se alargaba demasiado.

Un día, María Eugenia, la hermana menor de Laura, fue a San Francisco a visitar a una amiga. Después de asistir a un desfile de modelos, ambas decidieron cenar en un famoso restaurante en el centro de la ciudad. Había pasado más o menos media hora cuando María Eugenia vio entrar a Gustavo al restaurante acompañado de una mujer menor de 30 años. Iban vestidos de forma casual.

Mientras María Eugenia, sorprendida, trataba de comprender qué estaba pasando, Gustavo y la chica se dieron un beso. Muy nerviosa, se fue al baño sin que la vieran y de allí llamó por su celular a su hermana Laura. María Eugenia cortó su cena abruptamente y se fue con su amiga sin encarar a Gustavo.

Laura llamó a todas sus amigas y después de todos los consejos que le dieron, decidió contratar a un investigador privado. Durante el próximo viaje a San Francisco, lo siguieron a la salida de la oficina. Gustavo conducía un automóvil particular que detuvo en el estacionamiento de un edificio de apartamentos a donde entró como si fuera su casa.

La dueña del auto que manejaba Gustavo vivía en el octavo piso. Se llamaba Denise y, según averiguó el investigador con un vecino, compartía el apartamento con Gustavo desde hacía tres años. Al día siguiente, los filmaron a los dos cuando iban tomados dulcemente de las manos a tomar café a una librería.

Una semana más tarde, Laura enfrentó a Gustavo con las evidencias. Él no supo qué decir y tras un silencio que parecía interminable, estalló en llanto confesándole que estaba enamorado de Denise. Al mes siguiente, Gustavo se mudó a San Francisco. Gustavo y Laura se divorciaron nueve meses después.

Hay otras consideraciones que caracterizan al marido infiel. El estatus económico, por ejemplo, es uno de ellos. Un estudio realizado entre hombres casados y con diferentes profesiones, indica que los hombres que ganan mas de 70 000 dólares al año engañan a sus esposas en un porcentaje mayor que los que ganan menos que esa suma. Por otro lado, los hijos de esposos que fueron adúlteros tienen una tendencia mayor a ser infieles, según lo señala otro estudio.

Si se tienen en cuenta los puntos que hemos expuesto aquí, es importante mantener en todo momento buena comunicación con la pareja y vigilar constantemente estos cambios, los cuales pueden aparecer casi en forma natural y espontánea y deben ser vistos como una indudable señal de alarma. Sin embargo, dadas diferentes y determinadas circunstancias, resulta difícil evitar la infidelidad para aquel inclinado a ser infiel. Los expertos hablan de "fuerzas externas" que complican las relaciones de pareja. Pero estos mismos especialistas insisten en que si las vías de comunicación están abiertas en todo momento, los problemas maritales más complicados, como la infidelidad, pueden llegar a evitarse.

5

La esposa infiel

Ya dijimos que ambos sexos son culpables de la infidelidad en el matrimonio. Cuando una relación se termina no se puede responsabilizar a uno u a otro. De cualquier manera, como expusimos en el capítulo del "esposo infiel", también hay ciertas características atribuidas a la mujer que la pueden convertir en una esposa adúltera.

Una definición de "infidelidad" relativamente académica se interpreta como el acto de una persona que es desleal o deshonesta a otra con la cual mantiene una relación sexual. Obviamente, la definición adquiere proporciones distintas cuando se trata de una relación de acuerdo mutuo, es decir cuando existe un compromiso entre estas dos personas.

Más de 20% de los divorcios en Estados Unidos ocurren por infidelidad, una píldora muy difícil de tragar. La persona que engaña actúa en ocasiones con crueldad y sin piedad. Una estadística que asusta, producto de una encuesta conducida por la terapista Peggy Vaughan demuestra prácticamente que la "monogamia" es un mito. Tras miles de entrevistas que realizó concluye que alrededor de 40% de las mujeres tendrán un *affair* en algún momento durante el matrimonio.

Las razones por las cuales las mujeres engañan varían considerablemente, pero hay dos factores que se destacan en la mayoría de las entrevistas realizadas con esposas infieles: la soledad y el deseo de escaparse de la monotonía del matrimonio. Otras razones están motivadas por venganza, cuando por ejemplo, una esposa descubre que su marido tiene una marca de lápiz labial en el cuello de la camisa. Hay razones de carácter que parecen influir en la mujer que engaña, por ejemplo la excitación que causa el sexo, el dinero u otros factores materiales.

A diferencia de los hombres, las mujeres que engañan tienden a seleccionar a la persona con la cual se envolverán en una relación extramatrimonial. Tienen tendencia a engañar con alguien a quien ellas quieren ver y con el que quieren estar más de una vez. A ella no las motiva el solo hecho de encontrarse con alguien para experimentar el placer sexual.

Existe la creencia que las mujeres contraen matrimonio por seguridad. Porque necesitan a alguien que no tiene que ser necesariamente el hombre de sus sueños, con la posibilidad más adelante de encontrar a uno mejor. Es una teoría debatible, pero que aflora cuando honestamente comienzan a surgir los motivos de la infidelidad en las esposas.

Falta de actividad sexual y una relación sexual no satisfactoria o en significativo estado de deterioro son otros de los motivos que pueden llevar a una esposa a engañar a su marido. En entrevistas realizadas sobre este particular, mujeres infieles revelaron que su intención era continuar una relación sexual intensa, pero resultaron desilusionadas por la falta de pasión de sus maridos.

Problemas de infidelidad ocurren también en matrimonios de hombres divorciados con hijos, que se casan con mujeres más jóvenes que ellos.

HELENA Y PATRICIO

Se conocieron en Palm Beach, Florida, durante una convención de negocios. Patricio de 41 años acababa de divorciarse y estaba ansioso por saber que le iba a deparar esta nueva vida. Helena tenía trece años menos que él. En la convención, ella representaba a su padre, un exitoso hombre de negocios que había llegado de Europa y supo encontrar la riqueza en América.

Patricio vivía en Miami, pero viajaba con frecuencia a Nueva York a comprar ropa para su tienda. Helena, quien era hija única, vivía con su padre precisamente en Nueva York. Ella no se había casado nunca. Él tenía una hija de quince años de su matrimonio previo. Tras dos años y medio de noviazgo decidieron contraer matrimonio, luego de que Patricio, durante un viaje a Nueva York, pidiera al padre de Helena la mano de ella. Fue una de esas bodas para el recuerdo. Como a ambos le encantaban los motivos medievales decidieron casarse en un monasterio. La luna de miel fue en Italia, país que Patricio conocía muy bien porque allí compraba también ropa para su negocio. Las fotos que existen de aquella boda muestran a una pareja feliz.

Patricio dejó su negocio de ropa masculina para dedicarse a los negocios del padre de Helena y decidieron comprar una lujosa vivienda en Miami. Él iba quince días a Nueva York a atender los asuntos del padre de Helena y pasaba quince días en Miami con su esposa. Los primeros dos años fueron fantásticos. Los fines de semana, cuando Patricio estaba en Nueva York, su hija, ya de 17 años, se quedaba con Helena.

A los cinco años comenzaron los problemas. Primero, eran discusiones por gastos, la forma en que se invertía el dinero y otros asuntos financieros. Pero había otra cuestión de fondo. Helena y la hija de Patricio se habían hecho amigas y salían juntas con frecuencia. Uno de los pasatiempos favoritos de ambas era ir a conciertos de rock. Un día, la hija de Patricio le mencionó que le parecía que Helena estaba compitiendo con ella y que su comportamiento estaba un poco fuera de lugar. Y le mencionó también la presencia de un joven de 25 años que aparecía de vez en cuando. Ese joven era en realidad el que le vendía los boletos de los conciertos a Helena.

Patricio, por fin, puso más atención la segunda vez que su hija le mencionó la presencia del muchacho. Y ahí comenzó todo. Una tarde que estaba solo en la casa, Patricio descubrió en un "segundo closet" ropa interior femenina muy sexy, que Helena no utilizaba cuando estaba con él. Y... un disco compacto con música muy sugestiva. Muy preocupado por todo lo que veía Patricio decidió, por cuenta propia, investigar qué estaba pasando.

Un amigo que tenía un negocio de electrónica especializada para espías y detectives le consiguió los elementos que necesita-

ba: tres aparatos de grabación para conectar a los teléfonos. Uno
lo instaló en la cocina, otro en la sala, otro en la habitación. Pasado un tiempo prudente y de regreso de un viaje a Nueva York,
Patricio buscó las pruebas en las diminutas grabadoras. Y ahí
estaban: un par de conversaciones donde su mujer, Helena,
hablaba con otro hombre con voz más dulce que cuando hablaba con él. Sintió dolor y angustia, pero sin decir nada decidió
seguir investigando.

Patricio sentía enormes deseos de enfrentar a su mujer, de
decirle lo que pensaba, de pedirle explicaciones, pero se mantu-
vo sereno. Estaba determinado a averiguarlo todo y sin ayuda.
Le entraba un cosquilleo en el cuerpo cada vez que pensaba en
el próximo paso.

Ese momento llegó el día que tenía que regresar a Nueva
York. Patricio le pidió a Helena que lo llevara al aeropuerto. Una
vez allí y tras cerciorarse de que su mujer se había marchado, salió
del aeropuerto con maletas y todo y le pidió a un taxi que lo llevara a alquilar un auto.

Regresó a la ciudad y se estacionó frente a su casa en un lugar
estratégico para que no lo vieran, pero desde donde pudiera vigilar el garaje de su casa. Estuvo dos horas recostado en el auto sin
sacar la vista de su objetivo. De pronto, salió el vehículo condu-
cido por Helena. La siguió. El auto se metió en la autopista hacia
el norte. Tras una hora de manejo, Helena por fin salió de la autopista. Una jugada irónica del destino llevaba a Patricio y a Helena nuevamente a Palm Beach.

El auto se detuvo frente a una casa y Helena entró utilizando
su propia llave. Música rock retumbaba en el vecindario. Patri-

cio notó que adentro había una fiesta. Miró por una ventana y alcanzó a ver a su mujer en el patio… No se animó ni a entrar ni a golpear la puerta. Caminó hacia el auto alquilado y se fue rumbo al aeropuerto. Todo cambió para él desde ese día.

Quince días después, cuando regresó a Miami, le dijo a Helena que sería buena idea ir a un concierto de rock y que por favor le dé el número de teléfono del muchacho que le vendía los boletos. Ella se puso visiblemente nerviosa. De una de las habitaciones se escuchó la voz de un niño. Era el hijo autista de Patricio y Helena. El pequeño estaba contento porque había llegado su papá. Patricio lo tomó en sus brazos y le dio un beso.

Un año y medio más tarde Patricio y Helena se divorciaron. Él nunca le dijo que la había descubierto. Decidió contarme su historia para que saliera en este libro.

Existe un concepto equivocado de la manera en que funciona la mente cuando se trata de una relación de pareja. ¿En qué momento termina para uno o para el otro lo que se suele interpretar como romance y conexión? Parece ser que la mujer lo percibe más claramente que el hombre. O lo concibe a su propia manera, mientras que el hombre está ausente o ignora ese cambio en la mujer. Es en este momento cuando la mujer se inclina a engañar a su pareja con alguien que le está prestando atención.

Las esposas que trabajan a la par del hombre, quieren ser tratadas con el mismo respeto en su casa como son tratadas en su trabajo. Si el marido no percibe esto y trata a su esposa como si fuera menos, está corriendo el riesgo de que lo engañen. Las mujeres tienen más poder sexual que los hombres y les resulta más fácil atraer al que a ellas les gusta.

Sea como fuera, para un marido resulta devastador enterarse o comprobar con evidencias que su esposa lo está engañando. Es un momento doloroso donde se desploma toda la confianza depositada en una relación. Muchas veces son los maridos los últimos en enterarse de la verdad. Quizás porque al aparecer las primeras sospechas o evidencias, la víctima potencial de la infidelidad no quiere reconocer que esto le puede estar pasando a él.

Y lo peor de todo es cuando la infidelidad se prolonga. Cuando supuestamente por no herir, no se dice la verdad y el dolor resulta más profundo. Mentiras, trampas, tratar de despistar con excusas inconsistentes o promesas incumplidas. Éste es el momento cuando la infidelidad se transforma en un arte que va tomando forma y que con el tiempo resulta insufrible e interminable.

Un tipo de mujer cuyo comportamiento hay que observar desde el noviazgo, es aquella que le gusta jugar con el sexo opuesto, lo que se conoce como *flirt*, esta muchacha necesita atención constante y se ha observado que siempre pretende ser el centro de atención de todas las miradas. En las entrevistas realizadas, los especialistas concluyen que si al principio de una relación se producen discusiones frecuentes debido a ese comportamiento, existe una gran posibilidad de que al convertirse en esposa, esa mujer vaya a engañar a su marido.

Y para terminar este capítulo, quiero compartir los sorprendentes resultados de una encuesta realizada por Woman Savers entre 300 mujeres que admitieron engañar a sus maridos. Ésta concluye que 48% de ellas le pidieron al hombre con el que mantenían una relación extramatrimonial, que dejaran a sus esposas o novias. Esto demuestra que la mujer que decide engañar no busca necesariamente a un hombre que está solo, lo que produce un ciclo vicioso de adúlteros con otros adúlteros.

6

Un caso de infidelidad
que cambió el curso de la historia

El dilema de la infidelidad existe desde hace miles de años. El deseo de una persona casada de "estar con otra persona" es un problema aceptado por la historia y con el cual ha aprendido a vivir la sociedad de nuestra época. A través de los siglos, las historias de infidelidad han abundado en la imaginación de los novelistas, creando para el público conspiraciones amorosas de contenido dramático y excitante.

Sería imposible establecer o documentar los actos de infidelidad que tuvieron una influencia determinante y que cambiaron el curso de la historia. La Biblia, por ejemplo, menciona la indiscreta infidelidad del profeta Abraham y de su hijo Jacob, pero no se puede comprobar con exactitud las consecuencias que pudieron resultar en la zaga del pueblo judío a raíz de ese comportamiento. Se supone que ciertos actos de infidelidad en las vidas de Felipe de Macedonia y Alejandro Magno están relacionadas con sus famosas conquistas.

Hay un caso donde indudablemente la infidelidad aparece como factor fundamental e instigador en el cambio de personalidad o actitud de alguien decididamente "afectado" por el engaño de su mujer. El caso del llamado el Guerrero del Siglo, el Emperador de Europa, el Gran Corso: Napoleón Bonaparte.

Bonaparte conoció a Josefina, el amor de su vida, en una fiesta de salón donde los revolucionarios se mezclaban con los aristócratas de París. Napoleón estaba a punto de ser enviado por el Directorio, en su primera campaña importante como general, a los Alpes italianos, donde los franceses libraban desde hacía varios años una batalla interminable contra los austríacos.

El general tenía su corazoncito. Desde aquella fiesta había quedado prendado de Josefina, con quien pasó varios días mientras se preparaba para la guerra. Napoleón le propuso matrimonio a Josefina en enero de 1796 y dos meses después, el 9 de marzo, se realizaba la boda.

De inmediato llegó la hora de partir. Desde que salió de París, el nuevo comandante del ejército francés en Italia comenzó a enviarle encendidas cartas a Josefina. Una más apasionada que la otra. El hombre enamorado siempre espera respuesta, sobre todo cuando está seguro que aquel "amor" es correspondido.

Ya en los Alpes y en medio del rugido de los cañones, el general artillero comenzaba a ganarle terreno a los austríacos. Sin embargo, la victoria en la guerra no aplacaba el dolor en su corazón. Napoleón se quejaba de la falta de respuesta de Josefina a sus apasionadas misivas. Las dudas comenzaron a atormentar su mente. Dudaba del amor y de la devoción de ella.

En París, mientras tanto, la esposa de Bonaparte seguía frecuentando el mismo círculo de amigos. Una de sus mejores amigas le había presentado a un joven teniente de nombre Hippolyte Charles. El oficial tenía 23 años y Josefina 33. En la aristocracia parisina de esa época, ser infiel estaba de moda. Algunos se burlaban de Josefina por haberse casado con un hombre tan "ridículamente" enamorado de ella.

Todos en París conocían el comportamiento de Josefina. Los rumores comenzaron a llegarle a Napoleón. El general pedía explicaciones, pero las cartas nunca arribaban. Meses después, Napoleón se enteraba de la verdad. Al regresar a París tras una exitosa campaña militar, esperó en vano que Josefina lo fuera a recibir. Su mujer no aparecía… estaba en los brazos de Hippolyte.

Por primera vez, Napoleón se sentía angustiado. Resignado a la infidelidad de su esposa, dedicó todas sus fuerzas a preparar la próxima campaña que lo llevaría a Egipto. Era una forma de olvidar. Decidió transformar su pasión por Josefina en un amor irrenunciable a la guerra. De una gran desilusión, nacían en el general las características del conquistador.

Después de estos eventos, la relación entre Josefina y Napoleón no volvería a ser igual. Las cartas del futuro emperador ya no contenían la pasión del hombre enamorado. Posiblemente, para vengarse de aquel desengaño, Napoleón comenzó a tener amantes.

Poco antes de la coronación, él como emperador y ella como emperatriz, Josefina sorprendió a su esposo en su propia habitación con una tal Elizabeth de Vaudey. "La guerra es mi pasión y las amantes son mi poder" declaró una vez Napoleón Bonaparte.

El 10 de enero de 1810, Napoleón y Josefina se divorciaron. Un año más tarde, el emperador se casaba con María Luisa de Austria y de ese matrimonio nació Napoleón II de Francia.

En una carta que fue encontrada hace poco en un archivo del museo de Moscú y fechada el 8 de junio de 1796, Napoleón Bonaparte le escribía a Josefina: "Mi alma estaba llena de júbilo, pero ahora está llena de dolor. Me doy cuenta de que ya has elegido a quien me va a remplazar. Me he enterado que no has sostenido mi retrato en tus manos en los últimos seis meses". Y concluye "Qué crueldad, me forzaste a creer en un sentimiento que no tenías para mí".

Es obvio que la actitud de Napoleón cambió tras las evidencias del engaño de Josefina. Y que la desilusión causada por la infidelidad de su mujer lo hizo concentrarse exclusivamente en la guerra hasta convertirse en su única pasión. Una pasión para algunos casi compulsiva que lo llevó a conquistar casi toda Europa, poniendo al continente en un estado de guerra permanente, con algunos lapsos de paz, desde aquella campaña en los Alpes italianos hasta su derrota definitiva en Waterloo.

7

Adulterio e infidelidad

El trauma para los hijos

Infidelidad y adulterio son en nuestros días, términos intercambiables. La infidelidad se aplica para alguien que no es "leal" a su pareja y que, por lo tanto, ha perdido la fe en su relación o en su matrimonio cuando se trata de esposos o esposas infieles. Cuando esa deslealtad es sexual la "infidelidad" es sinónimo de "adulterio".

De acuerdo con la enciclopedia cibernética Wikipedia, el adulterio es "la relación sexual voluntaria entre una persona que está casada con otra que no es su esposo o esposa". Históricamente, el adulterio ha sido rigurosamente condenado y castigado. En algunas culturas se penalizaba y aun se penaliza sólo a las mujeres. En las leyes de algunos países, como México, Corea y Taiwán, el adulterio es ilegal.

En Estados Unidos, las leyes sobre el adulterio cambian según los estados. En Pennsylvania puede llegar a ser castigado hasta con dos años en prisión. Una provisión poco conocida de una ley en el estado de Michigan conlleva la prisión de por vida para casos de adulterio. En Maryland, el adulterio se castigaba con una multa de 10 dólares. En las fuerzas armadas de Estados Unidos, un adúltero puede ser enjuiciado en "corte marcial".

Aunque estas leyes pocas veces se aplican, existen como parte del sistema legal.

Los actos de infidelidad y adulterio prácticamente ya no se contemplan como causa para divorcio, y en la práctica estos actos están amparados por "ciertos derechos" de privacidad e intimidad surgidos de algunas decisiones tomadas por la Corte Suprema.

Las religiones como el cristianismo, el judaísmo y el islam, siguen considerando el adulterio como una violación fundamental al contrato de matrimonio. En la ley mosaica, el adulterio se aplicaba sólo para la mujer. Al hombre se lo consideraba fornicario. El catolicismo moderno considera el adulterio como inmoral y la mayor infidelidad matrimonial. En algunos países islámicos, el adulterio, bajo circunstancias especiales, conlleva a la pena de muerte. Éstos son algunos ejemplos y referencias para ilustrar cómo el problema de la infidelidad y el adulterio han sido una constante de la historia a través del tiempo y en todas las sociedades. El hecho de que en nuestra época exista una actitud de aceptación no quiere decir que "el problema" haya disminuido o sean menores las consecuencias de estos actos. Todo lo contrario. La aceptación y la permisividad han agravado el problema y por ende la secuela de traumas que genera.

La infidelidad, sinónimo de adulterio, es una de las mayores causas de divorcio. Ya se explicó en capítulos anteriores la angustia y el dolor que produce el engaño, cómo se va derrumbando el andamiaje de una relación cuando aparecen las evidencias y cómo se desmorona la fe.

Si la perspectiva de que alguien a quien uno ama le sea infiel es de por sí dolorosa y emocionalmente devastadora para un adulto, imaginemos por un momento el impacto que tiene esa desilusión, ese acto desleal, en los hijos del matrimonio cuando la infidelidad se produce, se comprueba y destruye las raíces y la fe de esa relación.

Voy a esbozar de la mejor manera posible el impacto que esto puede tener, a corto y largo plazo, en la percepción que tendrán esos hijos del amor, del matrimonio y de las relaciones íntimas.

Parte de la conclusiones surgen de un estudio realizado en hijos ya adultos de padres que cometieron infidelidad en el matrimonio y que fue publicado por la Asociación Americana de Psicología. Otras provienen de entrevistas que realizamos para la publicación de *El arte de la infidelidad*.

Lo primero que surge como conclusión es que típicamente los padres son el modelo de ejemplo para los hijos. Es cuando ese "modelo" se rompe cuando comienzan a producirse los cambios en los hijos. Se ha demostrado que si una familia no es emocionalmente "sana", la percepción que tienen los niños del matrimonio puede afectarse.

Un factor que se debe considerar, es la edad de los niños cuando se descubre la infidelidad, también cómo fue descubierta, qué pasó y cuál de los padres fue responsable. Hijos de padres divorciados menores de 18 años confesaron tener una imagen no muy positiva del matrimonio y manifestaron temor de "fallar" en una relación de compromiso en el futuro.

Una encuesta realizada entre hijos de padres divorciados e hijos que crecieron en hogares donde los padres se mantuvieron unidos, demuestra que los hijos de padres divorciados, debido a infidelidad, manifestaron las siguientes características:

- Se casaron jóvenes, se divorciaron y se volvieron a casar.
- Se embarcaron con frecuencia en relaciones que les causaron infelicidad.
- Desconfiaban de la pareja.
- Sentían temor de ser abandonados.
- Preferían relaciones superficiales y evitaban compromisos.
- Las relaciones sexuales comienzan temprano en la adolescencia.
- Tienen tendencia a "controlar" en las relaciones. Ellos las inician, ellos las terminan.
- Actitudes sobre el amor y las relaciones basadas en las experiencias de sus padres.
- Ataques de depresión y sentimientos de exclusión.
- Sentimientos de culpabilidad.
- Desconfianza en el amor y el matrimonio, incertidumbre para el futuro.
- Poca confianza en las relaciones íntimas o amorosas.

Los efectos en los niños debidos a la infidelidad de sus padres pueden ser devastadores si la situación no se expone y se conversa entre las partes afectadas. Uno de los mayores golpes emocionales y psicológicos que puede recibir un menor es descubrir a uno de sus padres en un comportamiento sospechoso. Como es el caso de una niña de doce años que veía llegar a su casa a otro hombre que trataba con demasiada familiaridad a su madre. El padre descubrió la infidelidad y se divorciaron. La muchacha se casó dos veces y se divorció dos veces.

Son impredecibles los síntomas que pueden aparecer en los hijos de matrimonios donde la infidelidad fue la principal causa de divorcio. No se pueden medir las consecuencias hasta que estos muchachos son adultos. Los estudios académicos realizados ayudan a comprender la dimensión del problema.

Las consecuencias no disminuyen ni desaparecen cuando los miembros de la pareja disuelta por un acto de infidelidad se divorcian y se vuelven a casar. Aquí se presenta el síntoma de los "padres múltiples", donde aparecen nuevas influencias en las vidas de los hijos afectados por el trauma anterior. En muchos de estos casos, ya adultos, los hijos reproducen el comportamiento que han observado, disolviendo en sus propias vidas uno o más compromisos matrimoniales.

La infidelidad no solamente afecta a la pareja. Un adulto puede sobrellevar el peso de un fracaso, superar el dolor y la desilusión recurriendo a la fuerza de voluntad y a la determinación. Rehacer su vida, analizar dónde estuvieron los errores y corregirlos. Pero cuando hay hijos, es diferente. En muchos casos, las marcas de esa experiencia en una mente joven quedarán para siempre. Depende de los padres ir borrando poco a poco con muestras de amor y dedicación, el trauma provocado por ellos mismos.

8

El arte de la infidelidad.
Cinco historias, cinco confesiones

Sean cuales fueran la causas de la infidelidad, el problema está tan "incrustado" en nuestra sociedad, que no existe ningún tipo de garantía para evitar que aparezca en el momento menos esperado. Ni las condiciones de la pareja, ni el tiempo que llevan juntos, logran disuadir a uno o al otro de incurrir en el engaño. Es notable el porcentaje de casos de infidelidad entre personas que llevan muchos años compartiendo sus vidas, incluso en matrimonios con uno o más hijos.

LA CONFESIÓN DE SANTIAGO

"Hace dos años ocurrió algo que nunca pensé que iba a pasar entre nosotros. Después de 18 años de casados, mi esposa Carmen se involucró emocional y sexualmente en una relación extramarital.

Comencé a notar que estaba poco comunicativa y que rechazaba mis avances cuando me acercaba para demostrarle mi cariño. Cada vez que le preguntaba qué le pasaba, contestaba con evasivas. Como yo le insistía, me dijo por fin que tenía mucho estrés debido a ciertas dificultades en la empresa. Por supuesto, no quedé conforme con sus explicaciones y comencé a averiguar por mi cuenta. Algunas llegadas tarde y una serie de anotaciones en su agenda me convencieron de que algo estaba pasando en su vida.

Un día decidí seguirla y comprobé la verdad... tenía una relación con un empleado suyo. La ansiedad y el desconcierto de los últimos meses se transformaron, en ese momento, en un agudo y enorme dolor. Me sentí miserable, perdido, traicionado. Una mañana la enfrenté y le dije lo que había descubierto. Al principio me negó todo, pero las evidencias eran demasiado contundentes para seguir mintiendo.

Entre sollozos, me confesó que esa relación tenía ya nueve meses... que se sentía muy confundida, que no estaba feliz y que no sabía si quería seguir conmigo. Yo sabía que su amante era también un hombre casado y que la esposa estaba esperando un bebé y se lo conté a ella. Carmen me dijo que lo sabía, pero que tenía esperanzas de poder estar con este hombre algún día.

Muy afectado por lo que le estaba pasando, confesé que la quería y me resultaba muy difícil aceptar que ella pudiera estar con otro hombre. Ella me contestó diciendo que se sentía muy bien al lado de su amante... pero que todavía estaba un poco confusa. Le pedí que reconsiderara, que le diera una nueva oportunidad a nuestra relación y que fuéramos a ver a un consejero matrimonial. Ella aceptó, pero en la realidad nada cambiaba.

Estábamos cada vez mas distanciados. Ella obviamente seguía con aquella relación. Le exigí que me dijera la verdad y volvió a confesar. En ese momento le pedí que se fuera de la casa y dejara conmigo a nuestros dos hijos, Marito de diez años y Clara de 16, y que en unos seis meses buscaríamos la forma de lograr la custodia compartida. Esta vez fue ella la que pidió tratar una vez más. Accedí porque le tenía enorme cariño. Pensé que era posible... pero yo ya no era el mismo. Dejé de sentir que era su esposo. No había manera de comunicarse.

Mi corazón está roto y mi mente llena de dudas. Me estoy dando cuenta de que insistir en una relación así no vale la pena. Ya no hay comunicación, no hay honestidad, se ha perdido el cariño. Inclusive ya no me interesa si sigue con él. Con el corazón destrozado y el alma hecha pedazos, la semana que viene le voy a presentar el divorcio.

Se que va a ser muy duro, sobre todo para los niños. Pero esto ya no es vida..."

SANTIAGO, Long Beach, California.

La infidelidad se asemeja a un pulpo. Tiene tentáculos por todas partes. Nadie está a salvo de su alcance. Para la persona con tendencia a ser infiel, por las razones que sean, nada es sagrado, ningún territorio está fuera de sus límites. El que es infiel por debilidad o por vanidad, piensa sólo en sí mismo. Su ego es tan grande que no mide las consecuencias de sus actos. El peor de todos es el que carece de, al menos, la mínima sensibilidad que se requiere para ver el daño que está causando a los demás.

LA CONFESIÓN DE GABRIELA

"Hace cuatro años y medio que estoy casada con Alejandro. Nos hicimos novios cuando ambos trabajábamos en un banco. Yo era asistente del gerente y él, consejero de inversiones. Venía al banco una vez a la semana, por lo general los viernes… un día me invitó a salir y acepté. Me gustó porque es una persona inteligente, pulcra y ordenada.

Con mucho sacrificio, sus padres pudieron pagarle los estudios en una buena universidad donde Alejandro se graduó en Administración de Negocios. Era una persona demasiado independiente, por eso cuando nos casamos le dije que no me gustaba mucho el hecho de que, religiosamente, dos veces a la semana saliera después del trabajo con sus amigos y no regresara, sino hasta muy tarde. Me dijo que iba a tratar, pero que sus amigos eran sus amigos. Yo por no llevarle la contraria y porque no quería que cambiara de idea respecto a la boda, le dije que estaba bien.

Nos casamos. Después del primer año comenzaron los problemas. Las salidas con los amigos se prolongaban. En un par de veces, cuando se acostaba, noté que traía impregnado un perfume de mujer. Otra vez, me di cuenta de que amaneció sin el anillo de casados y noté que lo sacaba de un bolsillo de su chaqueta. Pensó que yo estaba dormida y no lo veía. No obstante estas sospechas, su comportamiento era normal y afectuoso.

Un día le mencioné mis deseos de tener familia… me dijo que si fuera por él, esperaría un año mas, pero que me apoyaba en la decisión si era lo que yo quería. Cada mes, hacía los cálculos de ovulación e intentábamos. Después de un fin de semana fuera de casa, regresé con la premonición de que estaba embarazada… esperé tres semanas, pero nada. Así pasaron once meses, tratando y tratando. Finalmente, convencí a Alejandro de que fuéramos a ver a un especialista en fertilización.

Tras considerar las diferentes opciones, nos decidimos por el tratamiento *in vitro* y quedé embarazada de mellizos. Aún estando yo en esta condición, mi esposo seguía saliendo con sus amigos. Mi madre lo criticaba constantemente, pero yo lo defendía… hasta que pasó lo que pasó.

El día de San Valentín, después de traerme unas flores y unos chocolates, Alejandro me dijo que tenía que ir a una reunión. Le manifesté mi molestia y le pedí que por favor cancelara ese *meeting*. Me contestó que era imposible. Le dije que, por lo menos, al regreso trajera la comida de un restaurante chino que a mí me gustaba mucho.

En realidad, no existía tal reunión. Ese día de San Valentín, Alejandro fue a encontrarse con una chica a la que estaba viendo. Ella misma me lo contó todo al día siguiente. Había sacado mi número de teléfono del celular de mi marido. Me lo contó todo, con lujo de detalles.

Yo estuve descompuesta durante tres días, durante los cuales lloré desconsoladamente. No tuve más remedio que llamar a mi madre, quien me recriminaba por no haberla escuchado. Alejandro estaba muy nervioso y preocupado. La mujer me había dicho que mi esposo le había manifestado el deseo de tener un hijo con ella.

Hasta hoy, Alejandro niega absolutamente todo. Pero ahora, recordando los meses pasados, me doy cuenta de las excusas que inventaba constantemente para estar fuera de la casa: conferencias, reuniones y fiestas siempre relacionadas con su trabajo. Cuando descubrí toda esta horrible verdad, estaba embarazada de seis meses y había quedado devastada. Nunca, jamás imaginé que Alejandro me iba a hacer algo semejante. Posiblemente, si la mujer no me hubiera llamado, nunca me hubiera enterado de la verdad.

La llegada de los mellizos me llenó de felicidad, pero no me tranquilizó. Sé que la relación de Alejandro con esta mujer continuó por algún tiempo... y la verdad es que no sé ni me interesa qué pasa ahora. Sólo quiero dedicarme a los bebés porque no quiero, ni es justo, que los niños sufran por la irresponsabilidad de uno de sus padres.

Nosotros seguimos juntos. Las salidas nocturnas pararon un poco, pero no soy feliz.

Siento que mi vida o nuestras vidas están en piloto automático y yo estoy, desde un ala, mirando todo lo que pasa. Yo he perdido la pasión por él y no le tengo más confianza. No lo amo, ni lo considero mi mejor amigo. Si no fuera por los mellizos pienso que todo fue una gran pérdida de tiempo.

Ojala que un día me recupere de todo lo que he sufrido... aunque realmente no sé si es posible."

GABRIELA, Dallas, Texas.

En capítulos anteriores analizamos ciertas características de personalidades propensas a incurrir en la infidelidad. En el hombre, se presenta cuando el individuo es vanidoso, un tipo que se encuentra constantemente a la pesca, creyéndose irresistible. Le parece como una especie de obligación ir conquistando a su paso, todas las veces que pueda. Obviamente, ésta es una persona a la que le va a costar mantenerse fiel en el matrimonio. En la mujer, puede darse cuando está necesitada de recibir atención constante, cuando busca la compañía de los hombres para convertirse en el centro del grupo o a la que le gusta jugar con el sexo opuesto por un enorme deseo de ser admirada para alimentar su ego.

LA CONFESIÓN DE RUBÉN

"Mi esposa es una mujer atractiva y elegante. Se llama Kelly. A los 39 años no ha perdido nada de la belleza que la caracterizaba cuando la conocí en la Universidad del Sur de California –USC– cuando ella era estudiante y yo instructor de fútbol soccer. Nos casamos cuando yo acababa de cumplir 34 años y ella 27. Mi esposa recibió un título en artes gráficas y no tardó demasiado en conseguir trabajo en una compañía de diseño. Los dos ganamos bastante bien y no tenemos hijos.

Debo confesar que soy un poco celoso aunque no inseguro. Desde la época de estudiante, cada vez que íbamos a una fiesta, siempre le gustaba ser el centro de atención. En realidad, a mí no me molestaba porque yo la admiraba y un poco me jactaba de tener una hermosa novia, ahora mi mujer. Sin embargo, sucedieron algunas cosas que, recordándolas ahora, pueden haber sido la raíz de lo que me está pasando.

Varias veces, en especial en fiestas del ambiente o con amigos, noté que entraba demasiado en confianza con desconocidos. En alguna oportunidad se lo reproché e incluso tuve un par de roces con individuos que se hacían demasiado simpáticos y afectivos con ella. Ella se disgustaba conmigo y me decía que me veía ridículo cuando me ponía celoso sin razón.

Una tarde llegué a mi casa tras una práctica de fútbol y la encontré con dos personajes. Yo sabía que ella estaba actualizando sus cursos de fotografía digital, y no le dije nada porque los tipos estaban con los equipos fotográficos hablándole y mostrándole unas fotos. Cuando se fueron, le pedí por favor que la próxima vez, cuando invitara a alguien a la casa, me lo dijera y así yo no me llevaría esas sorpresas. Kelly me dijo que la perdonara, que eran de otra ciudad y estaban de paso. Yo tengo una percepción bastante buena y a decir verdad, uno de los individuos no me gustó mucho.

Después de un tiempo, ella me comunicó que iba a tomar clases de fotografía digital, dos veces por semana, en un estudio que estaba en el centro. Una tarde, sin avisar, la fui a esperar a la salida del estudio. Desde una esquina observé que Kelly salía con un hombre… era el mismo que había estado en la casa hacía unas semanas. Los dos, riendo y conversando animadamente, se fueron caminando tres cuadras hasta un Starbucks al que mi esposa iba con frecuencia a tomar un café y a trabajar con la computadora.

Yo no sabía qué hacer porque se sentaron en el exterior del Starbucks. Me las ingenié para observarlos desde una galería ubicada enfrente, diagonal a donde ellos estaban. El corazón me latía tan fuerte que parecía que se iba a salir del pecho… en un momento dado vi que se tomaban de la mano, ahí, delante de todo el mundo. Estuve a punto de cruzar, pero estaba tan ofuscado y desorientado que evité hacer una locura.

Me fui a casa y la esperé. Yo no había sacado fotos con el teléfono ni nada, estaba demasiado nervioso. Cuando llegó la encaré y le pedí explicaciones. Titubeando me dijo que simplemente se habían hecho buenos amigos porque tenían varias cosas en común y el tema de la fotografía les fascinaba a los dos. Le pregunté por qué el tipo la había tomado de la mano y me respondió que lo 'había hecho cariñosamente' mientras le daba un consejo.

Luego, le pedí que terminara esa amistad y me dijo que sí. Pero me estaba mintiendo. Pude comprobar que la relación se prolongó por lo menos un año más. Para mí, fue un año muy difícil del que aún no me he podido recuperar. Yo sabía que Kelly tenía una relación emocional y sexual con ese hombre. Ella me lo confesó más tarde cuando por fin decidieron dejarse.

Como no podía resistir lo que me estaba pasando, la cité un día para cenar y hablar de nuestras vidas. Así fue que me confesó que dos años antes había salido también con otro fotógrafo durante un seminario fuera de la ciudad. La verdad es que ahora estoy lleno de dudas. Sé que ha tenido contactos íntimos con otros hombres. Por las cosas que he descubierto, me da la impresión de que ella se comporta con 'ellos' como si estuviera disponible aunque sea una mujer casada.

Ya no estoy tranquilo cuando sale de casa en viajes de trabajo... no digo que es una mala persona, pero definitivamente Kelly es una *flirt* y ahora me doy cuenta que los hombres detectan eso y se aprovechan de la situación. Me doy cuenta también, por lo que me he enterado, que le cuesta trabajo decir que no… lo que complica aún más la situación. La quiero mucho, pero no puedo vivir con esta sensación: la posibilidad de que mi esposa viva en 'estado de perpetua infidelidad'.

La verdad no sé qué hacer. Hemos ido con consejeros y esto ayuda un poco… después todo vuelve a lo mismo. Estoy destrozado y necesito hacer algo urgente. He perdido la confianza en ella. Creo que es verdad que cuando tu esposa te engaña una y otra vez, la infidelidad se transforma en un problema imposible de superar. Gracias por escucharme."

RUBÉN, Queens, Nueva York.

La infidelidad cibernética es un fenómeno típico de nuestros tiempos. Los casos de personas que engañan por medio de internet están aumentando en una proporción escandalosa. Es algo nuevo que atrapa sin que la gente entienda por qué. Comienza con un contacto casual y en algunos casos se convierte en una verdadera enfermedad que coloca a los "adictos" en un callejón sin salida. Gran número de personas que han sucumbido a la tentación de la "cita amorosa cibernética" son mujeres.

LA CONFESIÓN DE AMANDA

"Engaño a mi marido y no sé cómo parar. Llevo diez años casada con Oswaldo y tengo dos hermosos hijos. Una amiga me dijo hace dos años que sería muy divertido si me incorporara a un

MSN chat. Tanto me insistió que al final lo hice. Todo comenzó como un juego, pero al cabo del tiempo, se convirtió en una adicción. El vicio se transformó en un problema porque cada día me iba a acostar más tarde. Incluso comencé a chatear desde mi oficina y fue así como lo conocí.

Me llamó la atención su estilo con ciertos comentarios hirientes. Tras dos encuentros, le dije que no me resultaba divertido y lo corté. Volvió a escribirme pidiendo perdón y comenzó a comportarse de manera diferente... muy correcto y con gran sentido del humor. Ahí fue cuando se produjo el enganche. Mientras tanto, mi esposo reclamaba mi presencia de noche, pero la verdad es que yo estaba como idiotizada. Ponía a los niños a dormir y en seguida prendía la computadora.

Una tarde en la oficina, le di mi correo electrónico y él me dio el suyo. De ahí en adelante la comunicación se profundizó y comenzamos a enviarnos mensajes de amor. Mientras más nos escribíamos, más me entusiasmaba y más distante me sentía de mi esposo. Oswaldo es una buena persona, pero no tiene la pasión que encontré en el hombre del que me enamoré chateando. Yo tengo 33 años y él 28.

Hace tres meses cometí el error de darle el número de teléfono de mi oficina. Confieso que lo único que me faltaba era escuchar su voz. Después comenzamos a enviarnos fotografías. Yo me compré un conjunto especial para lucir bien sexy. Fui a la oficina postal y me alquilé un P. O. Box, porque dijo que deseaba enviarme unos regalos.

Mientras tanto, la situación en casa empeoraba. Comencé a dudar del amor que le tenía a mi marido y no sentía interés en tener relaciones sexuales con él. Sólo tenía deseos de conocer personalmente a mi enamorado de internet. Ese día llegó hace poco más de un mes. Una tarde salí con una excusa de la oficina y lo fui a ver a un hotel. Otro día, nos encontramos a 200 millas de mi casa en un pueblo donde vive una amiga mía. Oswaldo se quedó en la casa cuidando a los niños. A mí, el corazón me palpitaba y comencé a sentir remordimiento.

La tercera vez regresamos al mismo hotel cerca de mi oficina. Cada vez que nos vemos, la paso muy bien, pero me remuerde la conciencia. La semana pasada me llamó y me pidió que el próximo fin de semana vaya a Sonoma y me quede con él sábado y domingo. Él no sabe que yo estoy casada y no me animo a decírselo. Ya no sé qué excusas darle cuando me invita a su casa. Lo único que se me ha ocurrido es tratar de calmarlo por teléfono con llamadas que nos vuelven locos a los dos.

Varias veces traté de terminar la relación y el vuelve a llamarme y la verdad es que no tengo el valor de concluir definitivamente. Y pensar que todo comenzó como un jueguito. Ha llegado un momento en que me resulta imposible controlar mi vida. Necesito fuerzas para tomar una decisión porque no quiero seguir hiriendo de esta manera a mi esposo y a mis hijos. Pero desafortunadamente, me he dado cuenta demasiado tarde. Antes de entrar en estos jueguitos de chateo por internet, piensen en el daño que están haciendo. Si no encuentro una solución, mi vida y mi matrimonio van camino a la destrucción. Oswaldo y mis hijos no se merecen esto."

AMANDA, Fresno, California.

También abunda mucho en la sociedad actual, el infiel de ocasión. Sus relaciones extramaritales pueden ser relativamente duraderas o simplemente "circunstanciales", de acuerdo a cómo vayan presentándose las oportunidades. Son personajes más calculadores, con un plan determinado. Muchas veces se trata de relaciones "paralelas" que se prolongan a través de los años, sin que se destruya la estructura del matrimonio o la pareja. Estos infieles, por lo general, aprovechan los viajes de negocios o las vacaciones. Piensan que esos actos de infidelidad son más estables, con menos riesgo, y consecuencias menos dramáticas. Las estadísticas demuestran que los viajeros pertenecen a un grupo con alto grado de infidelidad y, según los expertos, esto se debe a que durante los viajes se presentan muchos factores que posibilitan el engaño.

LA CONFESIÓN DE ATILIO

"Tengo 45 años y represento a una empresa multinacional que distribuye máquinas e implementos agrícolas en países de Latinoamérica. Las funciones que desempeño me obligan a viajar constantemente a través de Estados Unidos y el resto del continente. Soy casado y tengo dos hijos. Tengo que confesar, con cierta amargura en mi corazón, que soy uno de ésos que utilizan los viajes para llevar una vida en secreto… una vida de relaciones románticas e infidelidades lejos de mi casa.

Los encuentros a los que me refiero van de pasar una noche con una chica hasta relaciones más duraderas, podemos decir de varios años. En dos de estos romances estoy tan metido que, aunque he querido terminarlos, la verdad es que no he podido. Ahora no solamente me siento culpable de engañar a mi esposa… me siento también responsable de no haber sido honesto con estas chicas y no quiero hacerles daño dejándolas. Incluso a una de ellas le mentí prometiéndole que me iba a divorciar.

En una época llegué a tener tres amantes en tres ciudades diferentes. Dos de ellas trabajan en la misma empresa que yo. Una de las tres estaba también casada. A otra de las mujeres con quien tuve una relación intensa y a la que aún veo de vez en cuando, la conocí en el avión.

Al principio, durante los primeros encuentros, no experimentaba ningún sentimiento de culpa. Por lo general, eran chicas que conocía de noche en el bar del hotel y con un par de tragos encima, pero últimamente, cuando estoy de viaje me despierto por la mañana con una sensación de remordimiento.

Con excepción de una fotografía que tenía en mi teléfono celular y que me tomaron con una chica en una exposición de maquinaria agrícola, mi esposa nunca descubrió nada ni ha tenido motivos para sospechar. Roxana es una persona buena y una madre abnegada. Todas mis aventuras amorosas tienen lugar fuera de la ciudad donde vivimos. Se puede decir que cuando estoy en casa y entre el círculo de amigos, soy un marido ejemplar.

Debo confesar que mi situación durante los viajes se está complicando un poco… tengo mucha presión por parte de una de las mujeres con las que salgo porque me ha dado un ultimátum. Ella, en un momento determinado, quiso terminar la relación, pero fui yo quien le pedí que no lo hiciera… y la verdad es que le he tomado cariño. Siento deseos de verla porque tenemos muchas cosas en común y una buena química, pero ya no sé que decirle y esto me produce una ansiedad muy incómoda.

Quisiera ponerle fin a esta rutina de infidelidades y tomarme una vacaciones solo con mi esposa y mis hijos para reflexionar, pero no puedo por las obligaciones del trabajo. Sé que en el próximo viaje pasará lo mismo. Voy a estar solo en la habitación del hotel por un rato y al final no voy a poder resistir la tentación de llamar a una de ellas… y todo seguirá igual. No sé hasta cuando podré continuar con esta doble vida."

ATILIO, Miami, Florida.

Las confesiones que acabo de presentar reflejan claramente que la "infidelidad" está presente en todos lados. Si bien es cierto que en los capítulos anteriores hemos analizado perfiles y circunstancias comunes en muchos casos de infidelidad, la crudeza de estas confesiones y los hechos que las rodearon, invitan a reflexionar más a fondo. Algunas de los confesiones expuestas, incluso, parecieran salirse del esquema que hemos propuesto. Por eso en nuestro próximo capítulo, exploraremos una "relación" que hasta el momento no hemos tocado, la que existe entre la genética y la infidelidad. Pero antes de pasar a ese análisis, es importante tener en cuenta que:

- Los años que una pareja llevan "juntos", aunque sean muchos, no garantiza que una relación matrimonial esté exenta de infidelidad.

- El que engaña a su pareja "elige" ser infiel, nadie lo obliga. Pueden existir circunstancias y características individuales, pero en el fondo y al final, siempre se trata de una decisión personal.

- El ego y la vanidad, la necesidad constante de atención, que muchas veces aparecen como síntomas de inseguridad, pueden ser factores influyentes bajo ciertas condiciones, en un acto de infidelidad.

- La red cibernética es un medio relativamente nuevo que conduce, por su enorme popularidad y las novedades y tentaciones que presenta, a comportamientos riesgosos. Aquí está más presente la infidelidad mental y emocional, pero el jueguito también puede terminar en infidelidad sexual.

- La infidelidad entre los viajeros es muy marcada. Éste es un grupo donde se ha demostrado que la tendencia al "engaño" se dispara debido a las oportunidades que se presentan en el camino. Estos infieles tienen sus propios códigos. Saben que en el círculo donde se mueven, la infidelidad puede ser letal, pero a más de 1000 millas de distancia es otra cosa: lejos de la casa, todo es aceptable.

9

La sexualidad genética y la infidelidad

Es un hecho que la infidelidad es una de las principales causas de divorcio en la sociedad actual. Sin embargo, el engaño y el adulterio siguen siendo temas demasiado delicados como para tratarlos abiertamente en el seno familiar o entre los amigos. Aunque la infidelidad esté implícita en la separación de una pareja que estaba unida en matrimonio, la mención del acto de infidelidad en sí trata de evitarse cuando se habla de las razones de esa separación. Esto sucede, en especial, cuando la pareja llevaba ante los demás "una vida normal" de buenos esposos y buenos padres.

Por lo tanto, deducimos que aunque la infidelidad esté aceptada y de alguna forma sea una característica de nuestros tiempos, pocas veces se discute como causa principal de un divorcio. Por lo general, se buscan otras razones para tratar de ocultar la dolorosa realidad del engaño.

Aunque se hable en sentido figurado de relaciones extra-matrimoniales, en realidad lo que estamos suponiendo cuando nos referimos a eso es una relación sexual, el hecho de que uno de los que conforman la pareja se fue a la cama con otro. Por lo tanto, vamos a llamar a las cosas por su nombre, porque la raíz del problema proviene de funciones biológicas del hombre y la mujer, que tienen miles y miles de años.

Es la razón fundamental porque, y aquí hay que prestar mucha atención, la monogamia no es sinónimo de fidelidad. Todo lo contrario. De acuerdo con algunos psicólogos la fidelidad es contrabiológica.

Muchas sociedades humanas a lo largo de la historia han permitido al varón tener más de una esposa aunque ese comportamiento no constituya infidelidad propiamente. El hombre utiliza la sexualidad para reafirmar su autoestima y su machismo. En la mujer de hoy, por otro lado, han influido las conquistas sociales y personales, ella se siente liberada y ha decidido experimentar en diferentes facetas de su vida, incluyendo el placer sexual.

Pero hay dos factores fundamentales que facilitarían aún más la tendencia natural a la infidelidad. Veamos.

1. Genéticamente, los hombres buscarían tener el mayor número posible de contactos sexuales con mujeres.
2. En la mujer influye un ciclo particular, todos los meses, en que por naturaleza se siente más activa sexualmente.
   En los días antes de la ovulación, durante la ovulación y unos días después de ésta, se ha comprobado un aumento del interés y el apetito sexual en las mujeres.

Teniendo en cuenta estos factores, tendremos bien claro que hay una condición innata de la sexualidad que hace que tanto hombres como mujeres sean propensos a la infidelidad. Nada se puede hacer en este sentido.

El deseo sexual impulsa a una persona a buscar otra relación fuera de la pareja. Por eso, es importante cuando se trata de detectar señales de infidelidad, tener en cuenta cualquier cambio que se haya producido en el comportamiento sexual, menos interés, falta de disposición o incluso un incremento inusual en el deseo.

Cuando entendamos estas condiciones naturales de los hombres y las mujeres, le daremos más importancia a ciertas tendencias que nos ponen al borde de la transgresión. Hay deseos ocultos que no se pueden explicar, pero que influyen para que, a la larga, aquellas condiciones induzcan a uno u otro a caer en la infidelidad.

Éstas son cosas que hay que hablarlas abiertamente, al principio y durante la relación y primordialmente cuando aparecen señales o sospechas de engaño. Algunas veces, sobre todo en esta época de actitudes más liberales y permisivas, resulta pesado e incómodo comunicarle a la pareja inquietudes que uno pueda tener debido a su comportamiento. Puede parecer como que uno está celoso y reclama explicaciones sin justificación. No hay que tener miedo a preguntar. Para eso existen los compromisos. Es mucho mejor preguntar, exigir si es necesario, a tener que lamentarse después.

Manifestaciones y hechos, comentarios y actitudes aparentemente inofensivas pueden conllevar un mensaje sutil. Por ejemplo, en su casa, el marido o la esposa ha cambiado el deseo sexual y la fogosidad de antes por cierto desinterés o incluso rechazo. Sin embargo, cuando está afuera en fiestas o reuniones, rodeado de mujeres u hombres, cambia completamente y asume una actitud de conquista con el sexo opuesto. Ésta pudiera ser una señal que consciente o inconscientemente se está buscando una aventura extramatrimonial.

En definitiva, en la pareja hay que hablar del sexo, la atracción, las tendencias, incluso de ciertas fantasías que puedan existir en la mente y el deseo, porque pueden aflorar en estas conversaciones algunas señales para identificar una posible infidelidad latente.

El aspecto sexual que muchas veces induce a hombres y a mujeres a cometer infidelidad, no es exclusivo de ningún grupo o clase social. No importa el estatus económico, cultural o intelectual. Las tendencias sexuales que pueden llevar al engaño no tienen limitaciones, pasa entre ricos, pobres, intelectuales, genios, profesionales graduados de la universidad o jornaleros. Tener un alcance intelectual superior, un razonamiento lógico o científico no garantiza nada. El deseo sexual es más fuerte que la deducción más razonable y analítica. Son conocidos, a través de la historia y los textos, los innumerables casos de promiscuidad entre los famosos del arte y la literatura, por mencionar únicamente un grupo.

Cualquiera que trate de ignorar esta realidad, intenta tapar el sol con un dedo. Investigaciones recientes sobre la sexualidad humana muestran que, tanto en los hombres como en las mujeres, hay ciertos comportamientos y predisposiciones naturales que influyen en el momento de cometer un acto de infidelidad.

Estas conclusiones ayudan a explicar por qué ciertas actitudes acerca del sexo, basadas en la cultura popular, son inconsistentes con nuestra realidad biológica.

Un estudio sobre psicología social documenta la tendencia tanto de hombres como de mujeres de tener relaciones sexuales múltiples, algo que se puede explicar desde el punto de vista evolutivo. La investigación concluye que esta "bendición" de la multiplicidad en las relaciones sexuales es responsable por el enriquecimiento del cuadro genético y la vitalidad de las especies. Por supuesto, en los hombres la tendencia es más evidente.

Se puede agregar que, en nuestros tiempos, se han sumado otros factores a esa sexualidad natural que ayudan a reforzar la tendencia a tener relaciones con más de una persona, elementos propios de una época que abre constantemente el "apetito sexual".

Para finalizar este capítulo, es importante destacar que se considera que para los hombres el periodo más intenso de interés, actividad y habilidad sexual es entre los 18 y 33 años. En el caso de la mujeres es distinto. Según se desprende de entrevistas y estudios realizados al respecto, el momento clave para la mujer, cuando su interés y habilidad sexual llegan al máximo, se produce entre los 24 y los 26 años, y se prolongan por lo menos durante diez años. Esta diferencia hay que tenerla muy en cuenta cuando las parejas deciden establecer una relación de compromiso, porque es un indicativo muy importante de las etapas de mayor capacidad y deseo sexual.

Se debe tener en cuenta el factor sexual del ser humano que, a través de la genética y la evolución, determinarían cierta tendencia a relacionarse sexualmente con más de una persona y caer, de esa manera, en la infidelidad. Por lo tanto, es complicado y representa gran responsabilidad contraer un compromiso, el matrimonio por ejemplo, con la idea de que ambos en la pareja serán respetuosos de la monogamia. Hay demasiados factores que amenazan la integridad de aquel compromiso y muchos de ellos pasan por el aspecto sexual. Complementarse uno al otro en todos los sentidos requiere tiempo, honestidad, comunicación, crecimiento y aun así, existe una buena posibilidad de formar parte de la estadística de aquellos que engañan o son engañados.

10

Cómo y dónde operan los infieles

Vigilar, escuchar, oler y sentir

Su pareja puede estar engañándolo y usted no se ha dado cuenta. Cuando pica el bichito de la sospecha hay que estar alerta de todo lo que pasa. Muchos han convertido a la infidelidad en un arte y aprenden a no dejar rastros.

Pero de las entrevistas realizadas y las confesiones voluntarias se desprenden, en forma consistente, ciertas características que permiten detectar cómo y dónde operan o prefieren moverse los infieles.

LOS HOMBRES

Generalmente, los hombres engañan con mujeres a las que tienen acceso frecuente o cuando se les presenta la oportunidad. Se ha podido demostrar que los hombres son menos selectivos que las mujeres y muchas veces se involucran en relaciones sexuales (fuera de la pareja) con mujeres de menor estatus que sus novias o esposas.

En el trabajo

El típico caso de infidelidad de hombres casados se da con mujeres solteras o sin compromiso. En una proporción menor siguen los casos de hombres casados que se enredan con mujeres que también están casadas. En su mayoría, éstas comparten con los hombres el mismo lugar de trabajo. Para despistar, los maridos infieles inventan algún tipo de excusa que les permite comunicarse con su amante.

Aunque todas las situaciones varían, por lo general los hombres planean sus encuentros por la mañana, durante las horas de trabajo o al culminar su jornada laboral. Si están saliendo con una mujer soltera, el lugar obvio para el encuentro es su apartamento o casa, de lo contrario, un hotel.

Excusas, compromiso y tiempo de prueba

Las excusas que inventan estos esposos inclinados a la infidelidad giran en torno de obligaciones de trabajo, un espectáculo deportivo o un proyecto con algún amigo.

El hombre que engaña lo hace porque quiere, porque puede o porque se le presentan oportunidades y en esta época, oportunidades para ser infiel existen en todos los ámbitos y constantemente.

Es válido preguntarse para qué se casan ciertos hombres si ellos mismos saben que no están preparados para asumir compromisos. Hombres con estas características llegan al matrimonio sin estar convencidos de que la fidelidad es también parte de las responsabilidades que asumen al casarse.

De acuerdo con entrevistas realizadas, hay dos periodos cruciales que ponen a prueba el verdadero compromiso que asume una persona que decide unirse en matrimonio: los primeros noventa días y los primeros tres años. Las tendencias hacia la infidelidad aparecen casi exactamente después de estos dos periodos.

Motivos y oportunidades

Hay que recordar que, por lo general, los motivos que llevan a ser infiel son diferentes para hombres o mujeres. Los hombres buscan el placer de una relación sexual mientras que las mujeres se inclinan hacia una relación en principio emocional, aunque ésta termine, además, siendo sexual.

Por lo tanto, debemos entender que a un hombre se le presentan, de acuerdo con la premisa anterior, "más oportunidades" que a las mujeres. En esta rama de "posibilidades" para el hombre están, lógicamente, las "diurnas" y las "nocturnas".

La hora del almuerzo le presenta al hombre una serie de oportunidades que, quien está determinado a ser infiel, no desaprovecha. Invitaciones reiteradas a una compañera de trabajo son indicativos de un interés especial hacia una mujer. Si un hombre va a almorzar solo o con amigos, el "blanco" de aquel deseo, es muchas veces, y de acuerdo con las circunstancias o las personas, una camarera de ese restaurante.

Lo mismo ocurre a la salida del trabajo durante los *happy hours*, un invento típico americano que prepara el camino a la transgresión y el engaño. Incontables actos de infidelidad se han producido durante y después de estos encuentros.

Comportamientos

Como habíamos anotado al comienzo del libro, hay formas de comportamiento que asoman en la personalidad del hombre que está siendo infiel:

- Cambio dramático en su apariencia exterior.
- Aumento notable en las extracciones de dinero con la tarjeta bancaria.
- Problemas con el teléfono celular cada vez que llama la esposa.
- Pierde peso, va al gimnasio y se broncea.
- Tiene nuevos *hobbies* y nuevos amigos.
- Está impaciente los fines de semana.
- Mantiene el automóvil más limpio que antes.

Mentiras

El hombre que está siendo infiel aprende muy bien a mentir. Se trata de mentiras entrelazadas unas con otras, que transforman la "infidelidad" en el arte del "encubrimiento".

El hombre que engaña prepara muy bien las excusas porque sabe de antemano cuál va a ser la reacción de su esposa y estudia con anticipación otra mentira mayor, en caso de que su mentira se descubra por accidente o sea sorprendido, de manera accidental, en una situación que exponga su infidelidad o falta de honestidad.

LAS MUJERES

Las razones y las circunstancias que impulsan a las mujeres a engañar a sus esposos, por lo general, son diferentes a las de los hombres. La mujer es por naturaleza más selectiva y en casi todos los casos, las emociones y el amor van conectados con el sexo, aunque no siempre, por supuesto. De cualquier manera, es alta la proporción de mujeres que engañan a sus esposos, como así también son variados los razonamientos que utilizan para explicar o justificar su infidelidad.

El engaño

Aparte de casos muy obvios de mujeres con un deseo sexual extravagante, las razones por las cuales engañan tienen que ver con algo que está ocurriendo en el matrimonio o alguna situación directamente relacionada con su pareja.

Revisando cientos de entrevistas, es sorprendente cómo hay tantas mujeres que confiesan amar a sus maridos de "todo corazón" y, sin embargo, están dispuestas a ser infieles. Por lo tanto, en el caso de las mujeres tampoco podemos dejar de considerar, qué las lleva a engañar a sus esposos, porque en muchos casos estas mismas razones van a determinar las condiciones de tiempo, modo y lugar, pero anticipando que este tema será tratado con mayor detalle más adelante.

El aspecto sexual

Las mujeres son más pacientes que los hombres cuando se trata de la satisfacción que genera una relación sexual. Ocultan con mayor facilidad que el hombre su "falta" de satisfacción. Pasa cierto tiempo, algunas veces muchos años, antes de pensar en la posibilidad de ser infieles. Por lo general, esa relación sexual extramatrimonial es con alguien que conoce del trabajo o entre el círculo de amistades. Es siempre con la misma persona y los encuentros sexuales no son muy frecuentes.

Otras razones

Existen otras razones que predisponen a las mujeres a cometer un acto de infidelidad. Se han realizado muchas consultas al respecto, pero son las mismas mujeres las que han sabido definir, mejor que nadie, los motivos por los cuales terminan engañando a sus maridos:

- Falta de sexo.
- Falta de atención por parte de su esposo.
- Falta de variedad en la relación sexual.
- Aburrimiento.

• Excitación por algo prohibido.
• Venganza.

La oportunidad

Aunque no directamente, las mujeres de una manera más bien sutil suelen exponer sus inquietudes a sus maridos. Más directamente lo comentan en el círculo de amigas y, a la larga, esperan la oportunidad para que "otro hombre" las escuche. Es ahí, por medio de este último, donde comienza a sembrarse la semilla de la infidelidad. Necesitan a alguien que las haga sentir bien.

Al igual que pasa con los hombres, una vez que las mujeres se involucran con alguien fuera de la pareja, recurren a la mentira y a una penosa doble vida que las obliga a mentir cada vez más. De acuerdo con el círculo en que se muevan, no es muy difícil captar algunas señales de alerta que provienen de comentarios y comportamientos.

Territorio limitado

Las responsabilidades tradicionales que tienen las mujeres en la casa, limita su territorio de acción, por lo que la esfera del trabajo se convierte en el lugar típico para conocer a esa persona con la que será infiel y desarrollar una relación con ella. Las excusas relacionadas con el trabajo como horas extra, compromisos sociales y viajes, serán las razones utilizadas con frecuencia para estar fuera de casa.

Las mentiras

Éstas, como en el caso de los hombres, también se pueden detectar si se presta mucha atención a las historias que han contado y a las discrepancias en estas "historias". El tono de voz también es un factor para tener en cuenta. Muchos hombres que descubrieron que sus mujeres los engañaban, comenzaron a darse cuenta porque cambiaban el tono de voz cuando les hacían preguntas que, de una u otra forma, podrían llevarlas a confesar, o al menos a que se descubra la situación.

Cuando han decidido ser infieles, tanto los hombres como las mujeres tienen que limitarse al tiempo y al espacio que les queda. Como el hombre parece contar con más espacio y más tiempo, las posibilidades para el engaño son más variadas. Todo indica que la "disponibilidad" de ambos para incurrir en la infidelidad es básicamente la misma. Al momento de engañar, hay suficiente de un lado como del otro, pero la diferencia es que la mujer es más selectiva. Como las mentiras son el común denominador en la estrategia de los infieles, las inconsistencias en esta trama son factor importante para descubrir la verdad.

11

Condiciones en la pareja
que conducen a la infidelidad

A continuación aparecen algunos pensamientos sobre la infidelidad, tanto de hombres como de mujeres, fieles e infieles. En este momento del libro y antes de que presentemos estas condiciones, considero que sus opiniones son una invitación a reflexionar y nos permitirán tener mejor apreciación de lo que viene a continuación.

Reflexión de una insatisfecha sexual

"Quiero mucho a mi marido y hace diez años que estamos casados, pero no sabe complacerme sexualmente como yo quiero. Le he sido infiel dos veces y no me siento mal ni me remuerde la conciencia. En realidad no existe ninguna conexión emocional con los otros y ellos también son casados. No digo que esté bien, pero una mujer necesita lo que necesita."

Reflexión de alguien neutral

"El infiel además de haber roto un compromiso, coloca en las espaldas del otro una enorme carga, porque el que ha sido víctima de la infidelidad se matará pensando qué hizo para merecer semejante trato. El infiel cree que porque algo le está faltando en su relación, ese vacío lo puede llenar saliendo con otra persona mediante el engaño. Pero con el tiempo, el infiel se dará cuenta de que con el escape y la salida fácil lo único que hizo fue empeorar la situación. El tiempo pasará y aunque siga unido o se haya separado de la persona a la que traicionó, el infiel se dará cuenta de que el problema era con él mismo. Pero el daño a una o más personas ya se hizo y nada será igual."

Confesión de una esposa

"Sí, desafortunadamente una esposa que ama a su marido es capaz de ser infiel. Yo soy una de esas esposas. No estoy orgullosa de lo que hago y tengo que vivir con el peso de mis propias acciones. Le soy infiel con mi primer amor. Cuando hace algunos años nos dejamos, yo quedé emocionalmente muy afectada y no quería verlo más, pero después de catorce años tuve la urgencia de volver a contactarlo, necesitaba respuestas de lo que nos había pasado porque en realidad yo nunca lo olvidé. Pensaba en él y sabía que nunca dejé de quererlo. Aunque tenía cierto control sobre mí, fue la única persona a quien le he podido confiar todo. Ahora que lo volví a encontrar, no puedo dejarlo. Amo a mi esposo y a mis hijos y nunca quisiera hacerles daño. Creo que es posible amar a dos personas al mismo tiempo, pero de manera distinta y con diferente intensidad."

Reflexión de alguien que sabe ser fiel

"Aquellos que creen que aman a su esposa o esposo, pero mantienen otra relación y tratan de justificar las razones para sus actos, en realidad no aman a nadie. Cuando una persona traiciona la confianza del que dice amar, debe sentir un enorme grado de culpabilidad. Me parece que esto aplica tanto a hombres como a mujeres. La definición del amor implica fidelidad a la persona que se dice amar. Y ser fiel, pertenecerle a esa persona, es una condición fundamental para demostrar ese amor. Todo lo demás son excusas para satisfacer el ego y justificar su conducta."

Reflexión de alguien que busca afecto

"Amo a mi esposo, pero tengo constantemente una lucha interna para estar satisfecha y ser feliz. Cuando mi esposo no me da la atención y el afecto que necesito, no le busco problemas ni le hago dramas, simplemente busco esa atención y ese afecto en amantes que tuve en el pasado. La verdad nunca he tenido sexo con ellos, pero mantengo conversaciones íntimas y nos besamos apasionadamente. Creo que es una forma de ser infiel, pero jamás se lo voy a decir a mi marido. Mi pecado es mi pecado. No quiero causarle dolor. Creo sinceramente que se puede amar al esposo y ser infiel. Pienso que la fidelidad no es parte de la naturaleza del ser humano."

La posibilidad de conocer a la persona "ideal" con la que podamos compartir los momentos más felices, es uno de los mayores deseos del ser humano. Es una búsqueda constante que nos lleva a experimentar momentos de ansiedad, euforia y desilusión. Es un concepto romántico, un sentimiento relativamente puro que, desafortunadamente en la mayoría de los casos, se transforma en algo diferente cuando se acaba el misterio.

Cuando un hombre y una mujer se encuentran por primera vez, no saben nada uno del otro. Como es natural, con el deseo de ser "aceptado" ambos tratan, de la mejor manera posible y realizando el mayor esfuerzo, de complacer al otro y convertirse en la persona que el otro está buscando. Con el paso del tiempo aparecen en ambos las verdaderas características y aquel ser "ideal" se va transformando, poco a poco, en una persona "real".

Está perfectamente demostrado, en las relaciones de pareja, que llega un momento de conformismo donde tanto el hombre como la mujer dejan de hacer lo posible para impresionarse uno a otro y, en muchos casos, aquella imagen "ideal" comienza a desmoronarse, dando lugar a la desilusión, las dudas y las críticas.

Es una manera breve y simple de explicar por qué tantos matrimonios terminan en un divorcio y por qué fracasan tantas relaciones. Cuando el proceso explicado en los párrafos anteriores tiene lugar durante los primeros tres o cuatro años de matrimonio, el "realismo" remplaza al "misterio", el "aburrimiento" a la "excitación". Es en este momento cuando comienzan los problemas e "intuitivamente" alguien en la pareja inicia una nueva búsqueda.

Es en ese momento cuando en la mente se despierta un deseo interno de cambio y comienza a aceptar o preparar la posibilidad de una aventura fuera de la pareja, una aventura que con frecuencia desemboca en la infidelidad. Las razones para la búsqueda de ese cambio podemos clasificarlas "básicamente" de la siguiente manera:

• Insatisfacción en la relación.
• Necesidad de escape.
• La excitación de lo nuevo.
• Encauce de las emociones.

Cuando se presentan estas situaciones, la aventura es una manera inconsciente de llamar la atención sobre un problema que existe en la pareja y sacarlo a la luz. Otros, directamente se lanzan a la aventura para no enfrentar el hecho de que la relación no está funcionando y buscan una salida desesperada de esa relación al forzar la ruptura.

En algunos casos, la aventura parece ser algo irresistible, personas con tendencia a lo ilícito se excitan con la posibilidad de la adrenalina que produce una nueva relación. A otras personas les resulta difícil comprometerse en una relación monógama y buscan la aventura con una tercera persona, como salida para las emociones que han dejado de compartir o no quieren compartir con su pareja.

Se deben tener en cuenta también los aspectos familiares y sociales que han sido determinantes en nuestra formación desde pequeños. En ese contexto, se nos ha inculcado que la monogamia es la fórmula para el tipo de relación conyugal que debemos tener en nuestras vidas. Hay que tener en cuenta, adicionalmente, otro tipo de influencia que es producto de nuestra interacción con los demás y que, de una forma u otra, termina afectando los aspectos morales: los valores, las costumbres y las normas de comportamiento.

Teniendo en cuenta lo anterior, es posible que la infidelidad sea muchas veces el resultado de un choque entre aquellos factores y los aspectos relacionados con algo más sublime y menos condicionado: la pasión y el amor.

Las influencias sociales nos llevan a unirnos a alguien para evitar la soledad, pero al descubrirse que "la pareja" no es la solución a los problemas íntimos personales, el ser humano tiende a buscar una relación extra. Entonces, la pasión y el amor se transforman en frustración, recelo y hasta odio, algo totalmente opuesto a lo que se buscaba en la pareja. Es aquí donde se generan las condiciones para la infidelidad, al buscar en otra persona aquello que se perdió con la primera.

Hay otras razones muy profundas que se desprenden de experiencias de personas que recurrieron a la infidelidad para enfrentar momentos de frustración. Es el caso de aquellos que se sienten "oprimidos", que sienten que han perdido su "individualidad" y necesitan una persona fuera de la pareja, un apoyo extra, que les permita enfrentar lo que ahora no pueden hacer solos.

Para obtener mayor claridad en esta exposición, voy a separar las razones que aparecen con frecuencia en los casos de infidelidad, separándolas por sexo, esta vez comenzando con las mujeres.

LAS MUJERES

Negligencia emocional

Cuando esto ocurre, la mujer tiende a buscar y, por lo general, encuentra una conexión con otra persona que le permite complementar o sustituir el afecto que no recibe en casa de parte de su marido.

Falta de estima

Busca afecto, cumplidos y palabras reconfortantes constantemente. Aunque los tenga en casa, no los recibe en la dosis que ella lo necesita. Si esta "nueva" persona se lo da, entonces ella relaciona el hecho de "sentirse bien" con esta "nueva" persona.

Venganza

Asume un comportamiento diferente y decide engañar por el dolor que siente al haber sido engañada. Esto crea una cadena de situaciones difícil de controlar.

Excitación. Adrenalina. Romper el tabú. Transgredir

Es la tentación y el deseo de probar la fruta prohibida. Sabe en su corazón que su esposo la quiere, pero no siente pasión por él y no se siente deseada. En este caso, la tentación de recibir atención y ser deseada por otro es muy fuerte y muchas veces termina en un acto de infidelidad.

Infidelidad emocional

La seducción y el romance forman parte de una necesidad que ha sido descuidada en el matrimonio o en la relación de pareja. No es necesariamente infidelidad sexual, pero puede terminar en eso.

Negligencia sexual

Aunque por lo general, excepto en casos muy particulares, el sexo no es el primer motivo de infidelidad en la mujer, la falta de sexo en la relación de matrimonio, o un descuido notable en ese aspecto, puede inducir a la mujer a buscar el placer en otro lado.

Falta de aprecio en el hogar

Cuando la mujer no se siente apreciada en la casa. Cumple tareas laborales igual que el esposo y encima tiene que cumplir con las tareas "hogareñas". Si no tiene suficiente reconocimiento en su casa, lo buscará fuera del matrimonio, por un deseo natural de no sentirse menospreciada.

LOS HOMBRES

Satisfacer el ego

Es una de las principales razones. Sentirse bien y satisfacer el ego es una necesidad constante en la vida del hombre y la causa principal por la cual inicia una relación extramatrimonial si no está satisfecho en la relación con su esposa.

Sentirse especial

Igual que la mujer, el hombre quiere sentirse "querido" y "deseado" y cuando no encuentra esto en la casa lo busca afuera.

Negligencia sexual

El hombre reacciona con mayor impulso y muy rápido cuando percibe que su mujer ha perdido el apetito sexual o es "aburrida" en la cama. Esta situación, si es real, le hace perder la estima en sí mismo y busca recuperar su "poder sexual" en otra relación.

Problemas emocionales

Aunque no se han podido comprobar exactamente las causas, ciertos problemas emocionales relacionados con la estima personal que no han sido tratados, pueden conducir a los hombres a caer en la infidelidad.

Adicción sexual

Hombres casados, y algunas veces con hijos, aceptan con absoluta tranquilidad el hecho de tener múltiples relaciones sexuales extramatrimoniales sin que necesariamente estén atravesando por una crisis en la casa o en la pareja. Una definición que les vendría bien es la de "supermachos".

Falta de compatibilidad

Hombres que sienten que sus mujeres no los acompañan o no tienen compatibilidad con sus gustos, ya se trate de algo material o intelectual.

Vicios

El consumo de alcohol o drogas distorsiona la percepción de la realidad y pueden convertirse en factores preponderantes al momento de cometer un acto de infidelidad.

Influencias externas

Tentaciones que se presentan constantemente en el círculo social y debido a las presiones de los amigos, llevan a ciertos hombres a colocarse en situaciones propicias para el engaño y la infidelidad. En estas circunstancias, el egoísmo y la falta clara de lo que es un compromiso, son también factores decisivos.

La infidelidad puede aparecer como consecuencia de un conjunto de factores que dependen de cada persona y de cada situación, por lo que resulta muy difícil definir qué la produce. Lo que sí se sabe es que algunas de las condiciones que describimos antes lleva, en algún momento, a alguien en la pareja a ser infiel. Asumen que algo no encaja en la relación… que algo se ha perdido y piensan que lo van a encontrar estando con otra persona. Es la salida más fácil, pero al final no es la más conveniente. El que actúa precipitadamente, sin la madurez necesaria, se olvida de hacer muchas preguntas cuyas respuestas aparecerán cuando sea demasiado tarde.

12

La infidelidad: crisis y rehabilitación

La crisis que produce la infidelidad se va desarrollando en etapas. Afecta tanto al que engaña como a la víctima. El proceso de recuperación es lento y penoso. Hay que enfrentarse a una serie de situaciones que incluye desafíos y pruebas de la personalidad. La infidelidad abre heridas que no se curan fácilmente. Algunas relaciones sobreviven las consecuencias, pero las marcas quedan para siempre.

Resentimiento, angustia, amargura y confusión son algunos sentimientos que genera la infidelidad en el matrimonio. La crisis que surge como consecuencia directa arrastra una serie de problemas que salen a la luz constantemente, afectan la vida diaria de la familia y deterioran la relación. Al principio, a quien engaña le cuesta mucho trabajo admitir el daño que ha causado, mientras que a la víctima le resulta muy difícil superar la decepción de haber sido engañada.

ENFRENTAR LA CRISIS

Para encararla hace falta mucha claridad y mucha honestidad. Se ha perdido la confianza en la pareja y son necesarios el tiempo y la tolerancia para volver a recuperar la fe, palabra aquí muy importante, no dentro de un contexto religioso, sino porque fidelidad viene de fe, que se origina en el latín *fides* que significa confianza. Y restablecer la confianza en el otro es el primer paso.

Y es que si una relación se basa en el amor, la comprensión y la confianza, cuando ésta se traiciona, se requiere mucha madurez y gran capacidad de perdonar, para que esa confianza se restablezca. La crisis produce, además, una serie de conflictos internos donde las emociones se mezclan y resulta difícil ver y juzgar con claridad. Es necesario el autoanálisis para interpretar los propios sentimientos afectados por la infidelidad del otro. En caso de que se intente reparar la relación, quedará para siempre la duda de si el que ha sido infiel volverá a fallar.

LA DESCONFIANZA

Sólo el tiempo puede cicatrizar y cerrar la herida que produce la infidelidad, pero el recuerdo estará de manera permanente, ahí y siempre habrá un motivo para recordar lo sucedido. La infidelidad deja marcas que nunca se borran; los que han pasado por la experiencia, aprenden a vivir con ella y encuentran formas de superarse, pero llevarán consigo la desconfianza por temor a vivir la misma situación.

Durante la crisis posterior a la infidelidad, uno queda más vulnerable que el otro. Si en este momento no se produce una apertura total, marcada por una absoluta sinceridad, y el que ha engañado no admite su error y no se responsabiliza por el daño ocasionado hay que preguntarse si vale la pena continuar la relación.

Durante los primeros momentos de la crisis hay que tener mucho cuidado de cómo se reacciona. El deseo de venganza surge como alternativa a la respuesta del dolor sufrido. Pero la venganza no es siempre dulce y puede ser contraproducente, puede traer más dolor y en el fondo no ayuda a nadie.

Lo que sí es indispensable es recuperar la confianza y la estima propias. Miles de personas se encuentran o se han encontrado en la misma situación. ¿Cómo volver a sentirse bien después de haber pasado por la "experiencia traumática" de la infidelidad? Hay asistencia y hay métodos que ayudan a restablecer esa confianza.

REHABILITACIÓN

Una relación tiene posibilidades de sobrevivir si aún quedan sentimientos y ambos hacen un esfuerzo sincero para comenzar de nuevo. Tanto para la rehabilitación individual como para la terapia de pareja es bueno saber que existen especialistas, grupos e instituciones que pueden ayudar en el intento de iniciar una nueva vida o reparar la relación que fue dañada por la infidelidad.

Mujeres y hombres que han iniciado el proceso de recuperación tras las devastadoras consecuencias de la infidelidad, comparten experiencias en común y se ayudan mutuamente a recuperarse del dolor y del sufrimiento causados por la traición y el engaño.

Recuperarse de la secuela que deja la infidelidad es una tarea que lleva tiempo, honestidad y mucha dedicación porque la infidelidad destruye la propia base de los ideales y objetivos del matrimonio y estas estructuras algunas veces han sufrido daños irreparables. Obviamente, el que ha sido víctima de la infidelidad tiene frente a sí una dura tarea en cuanto a las decisiones que se deben tomar, pero el cuadro emocional afecta tanto a uno como al otro y salir de la crisis representa un trabajo diligente y un gran esfuerzo por parte de los dos, en especial cuando hay niños de por medio.

Tanto los hombres como las mujeres sufren las graves consecuencias emocionales que produce el engaño y los pasos para lograr la recuperación son similares, donde es importante reconocer la necesidad de compartir las experiencias propias, ya sea por medio de ayuda profesional o del apoyo que pueden recibir en el seno familiar o en el círculo de amistades.

Antes de seguir adelante, es necesario conocer toda la verdad. Cuando quedan demasiadas dudas es muy difícil tomar las decisiones correctas para curar las heridas y emprender el camino de la recuperación. En esta etapa es fundamental que ambas partes asuman las responsabilidades correspondientes. Hay que enfrentar la crisis con madurez y entendimiento.

En especial el adúltero debe reconocer lo que hizo y dónde se equivocó o, en todo caso, reconocer la inhabilidad de aceptar responsabilidades y buscar la ayuda necesaria para reconocer la raíz del problema y tratar de corregirlo. Esta actitud abre el camino para algo más sublime: el perdón. Pero de esto hablaremos en otro capítulo.

APRENDIZAJE

La etapa de recuperación comienza cuando uno se pregunta qué se puede aprender de la experiencia. Mientras más podamos aprender de nosotros mismos, mayor cantidad de opciones se presentarán para la salida de la crisis. Aunque conocerse a sí mismo lleva tiempo, será la única manera de ver con claridad las elecciones que haremos en el futuro para no caer en la misma situación que nos llevó a esta crisis. Eso se llama crecer y madurar. El camino no será propicio, pero tendremos más cuidado cuando lo transitemos la próxima vez.

Una vez superada la crisis producida por la infidelidad, es posible crecer y evolucionar. Esto se logra al transformar la crisis en una oportunidad que nos abre nuevos caminos. No saber manejar la situación, durante y después de la crisis, puede tener resultados negativos. Existe la posibilidad de reiniciar "una nueva vida" si ambos han decidido que la separación es la alternativa, así como existe la posibilidad de reconstruir una relación donde hubo infidelidad, aunque esta segunda es mucho más difícil.

Uno de los factores primordiales de la rehabilitación es replantearse lo que significa la convivencia y esto representa asumir compromisos. Recuperarse no es simplemente darle la vuelta a la página. Seguir adelante, tanto para el adúltero como para la víctima de la infidelidad, es entender ciertos factores esenciales de la vida. Una solución cosmética no corrige el problema. La infidelidad tiene un costo emocional que requiere de nueva inversión de tiempo, esfuerzo y dedicación.

13

La infidelidad y el perdón

Como la infidelidad es tan variada y tan individual como cada persona, es extremadamente difícil determinar una prescripción para prevenirla. Es una enfermedad convertida en epidemia que, además, no se puede erradicar. Por lo tanto, una vez que atacó hay que aprender a vivir con ella y buscar soluciones también individuales.

Está demostrado que al infiel, aunque pueda sentirse arrepentido, le cuesta captar el sufrimiento de su pareja. De lo contrario, lo hubiera pensado dos veces antes de ser infiel. Quien se queda con el trauma, posiblemente para siempre, es el que se vio sorprendido ante el engaño de su pareja y experimentó un gran dolor tras el duro golpe. Quedan entonces, para contemplar en la parte final de este libro, las alternativas que se presentarán, una vez que se hayan superado las etapas que describimos anteriormente.

Para algunos la reacción es inmediata. Le quieren responder al infiel de la misma manera, es decir *cheat on the cheater*, una expresión en inglés que quiere decir serle infiel al infiel. Esto ocurre por lo general, mientras analizan, llevados por la ira, si van o no a permanecer con su pareja; pero mientras tanto, hay que hacerle probar al otro la misma medicina. Las estadísticas demuestran que esta táctica no da resultado. Desencadena más ansiedad y más resentimiento. Muy pocas veces se produce una reconciliación honesta y se olvida el asunto.

Las consultas realizadas muestran también que la mayoría de las víctimas de la infidelidad consideran, al menos en algún momento, la posibilidad del perdón. Pero eso depende de la actitud del infiel y del entendimiento real del alcance de sus acciones y su comportamiento. El perdón es algo muy altruista, una actitud basada en principios superiores.

Por otro lado, la infidelidad es producto del egoísmo y de un comportamiento inmaduro. Por lo tanto, las líneas no son paralelas. El infiel sacudió la estabilidad de la familia y le faltó al respeto a la pareja y a los hijos, cuando éstos están de por medio. Por parte del infiel hacen falta pronunciamientos y respuestas honestas… Pero ¿está el otro preparado para aceptarlas?

NATURALEZA DEL PERDÓN

La relación está quebrada. ¿Es posible repararla? En algunos casos es posible el perdón y la reconciliación sólo si se puede recuperar el respeto y la sinceridad. En una situación de corte idealista se puede decir que en una relación donde el amor fue muy grande y fuerte sería posible perdonar y olvidar.

Pero lo ideal no es tan fácil ni tan simple. Si el amor hubiera sido tan "fuerte" y tan "grande", no se hubiera creado un espacio para la infidelidad. Hay cosas que acaban con el amor, la infidelidad es una de ellas.

Además se debe tener en cuenta que el perdón no puede ser condicionado, por más nefastas que hayan sido las consecuencias de la infidelidad. La naturaleza humana indica que a una persona que ha sido herida anteriormente, le resulta más complicado contemplar el perdón.

EL PERDÓN PROVIDENCIAL

No he querido en ningún momento, a lo largo de la exposición de este libro, referirme a las creencias religiosas. Sé que en estos momentos algún lector estará pensando en aquel perdón divino fuera del alcance del ser humano.

Al perdón al que me he referido es al perdón de nosotros, no entregar a la "providencia" la responsabilidad de perdonar. Sin embargo, según las creencias hay ciertos cánones que hablan de derechos relacionados con el adulterio y algunos consejos para el cónyuge inocente. Uno de estos derechos sería el de pedir la separación conyugal.

El consejo del perdón se utilizaría con objeto de reanudar la vida matrimonial teniendo presente el bien de la familia.

ALCANCE DEL PERDÓN

De acuerdo con las conclusiones de estudios realizados y testimonios de las mismas parejas, un porcentaje considerable de infieles están dispuestos a pedir perdón y pretenden ser perdonados sin importarles cuán grave ha sido el error. Sin embargo, cuando se les pide a estas personas que se pongan en el lugar del otro demuestran una actitud diferente y no están tan dispuestos a perdonar si ellos hubieran sido las víctimas de infidelidad.

Esto parece indicar que la mayoría de las personas realmente no tienen una idea clara de lo que significa perdonar y los alcances que esto conlleva. Perdonar a la persona que fue infiel significaría olvidar el error o el daño que causó y seguir adelante con la relación, como si nada hubiera pasado. Aunque esto suena muy bien como concepto, en la realidad para poder lograrlo, se debe estar armado con una personalidad muy especial que pocas veces aparece entre los que han sido víctimas de la traición.

No hay que confundir el olvido con el perdón. Son dos procesos diferentes que requieren carácter, fuerza de voluntad y guía. Como la infidelidad ataca y deteriora la estima personal, hay que superar poco a poco los sentimientos de ira, dolor y traición que afectan a la víctima del engaño. Resulta muy difícil lograr esto sin ayuda, por eso algunas veces se requiere la experiencia de un consejero individual. No obstante lo anterior, en última instancia la decisión de olvidar y perdonar es personal y solamente puede lograrse con el convencimiento interno de que es la única salida para seguir adelante.

Olvidar y perdonar no son acciones automáticas… son procesos "mentales" más que "verbales". Es un compromiso más que una emoción. Algunas consideraciones sobre parejas que experimentaron los efectos de la infidelidad concluyen que la persona dispuesta a perdonar debe:

- Evitar traer a colación, cada vez que le conviene, el comportamiento adúltero de la persona a la que pretende perdonar.
- Sacarse de la cabeza la idea de que jamás volverá a confiar en alguien.
- No distanciarse para siempre del miembro de la pareja que cometió la infidelidad.
- Dejar de "escarbar" en la ofensa causante de la infidelidad y el dolor.

Hay que establecer también la clara diferencia entre perdón y reconciliación. El perdón es un sentimiento positivo, incluso en casos donde la reconciliación no es aconsejable. Aprender a olvidar es difícil, más si se tiene la intención de un acercamiento con el fin de que resucite la confianza entre las partes.

De cualquier manera estamos ante una verdadera disyuntiva. En algunos casos ha sido posible perdonar, pero ha sido imposible olvidar. Otros han logrado olvidar, pero nunca llegaron a perdonar. Para que quede muy claro, psicológicamente perdonar es un elemento necesario y esencial para seguir adelante en la vida cuando se ha transitado por el escabroso camino de la infidelidad. Por otro lado, olvidar es la etapa posterior al perdón, cuando se ha superado la secuela que deja la infidelidad y la experiencia se suplanta por otra nueva y con mejores expectativas.

El proceso que se vive después de la infidelidad es largo y complicado. Lamentablemente, en la mayoría de los casos, las heridas no se curan con facilidad y si se logran curar, quedan las evidencias en las cicatrices. Son años de vida que se pierden y que nunca más se recuperan. La infidelidad produce situaciones de deterioro constante que van minando las energías y afectando la salud. Por eso es fundamental tomar conciencia de la importancia del perdón y el olvido.

También hay que tomar conciencia de la necesidad de actuar con grandeza de espíritu, dejando a un lado los sentimientos negativos de venganza. Es una labor que requiere fuerza de voluntad y determinación: no implica solamente una actitud altruista y generosa hacia la persona que hizo daño con su comportamiento. Además, aquí el perdón es esencial para la recuperación de quien fue víctima de la infidelidad, porque produce la tranquilidad mental que llevará, en ultima instancia, a la estabilidad emocional. El perdón es optativo, de eso no cabe duda, pero es una acción indispensable para una rehabilitación verdadera.

Palabras finales

La infidelidad es el producto de buscar la satisfacción personal a expensas de un compromiso que se tenía con otra persona. A veces en forma sutil, o incluso inconsciente y otras más calculadas y evidentes. Como en todo arte, existen grandes maestros de la infidelidad: Michelangelos y Picassos del engaño, esposos y esposas, novios y novias, que se han especializado en refinar esa que pareciera una tendencia del ser humano a violar ese acuerdo de "ser el uno para el otro" y llevarlo a un estado que pone en peligro la estabilidad emocional de la pareja y de los hijos, cuando los hay. Mientras el arte se hizo para el disfrute de los sentidos y lograr la exaltación máxima de la estética y el placer visual, la infidelidad como arte no es más que la búsqueda egoísta del placer carnal.

La infidelidad, a pesar de su frecuencia y cotidianidad, sigue siendo un tema tabú. Una palabra prohibida. Un asunto que se queda, la gran mayoría de las veces, atrapado con doble llave bajo la cerradura del hogar de muchas familias. Una noticia frecuente que sólo llega a los titulares de los noticieros cuando la víctima o el infiel son famosos o cuando la "aventura" termina desafortunadamente en un crimen. Un pasaje que se repite con frecuencia en la historia y que ha producido un gran impacto en ella.

Pero es una realidad a la que muchas parejas y muchas familias se enfrentan día a día, minuto a minuto, sin ninguna distinción. A través de los análisis, las confesiones y los testimonios que hemos presentado, se han podido dar cuenta de que ningún caso es igual a otro: los síntomas en que se manifiesta cambian, la respuesta a los tratamientos no es siempre la misma y por eso la cura se hace más difícil. Hay tendencias, similitudes y perfiles, como lo hemos señalado, pero no un patrón único y común. Después del último capítulo, queda también claro que ni siquiera el perdón es una "vacuna" efectiva.

Utilizo este lenguaje figurado porque de lo que no hay duda, es que la infidelidad se ha convertido en una epidemia de esta época, que tiene todos los elementos necesarios, socio-culturales y tecnológicos, para convertirse en el gran teatro del engaño. Cabe preguntarse, entonces, cómo será la evolución de esta epidemia y hasta qué punto podrá erosionar el modelo social basado en la familia, sobre el que está construido nuestra civilización. Es interesante analizar cómo muchos se rasgan las vestiduras buscando proteger el concepto de matrimonio, rechazando cualquier unión que se salga del esquema tradicional, y no piensan que la infidelidad misma puede ser la amenaza más grande a esta institución.

Al comienzo del libro comenté que esta publicación era una invitación a la reflexión. Pero no se limiten a una reflexión pasiva, íntima y personal. Los invito a que comenten el libro con sus parejas y amigos y por qué no, con sus hijos, si ya están en edad para entender estos comportamientos del ser humano. En la medida que las conversaciones sobre la infidelidad, sus causas y consecuencias, se vuelvan un tema más frecuente, se pueden generar espacios de comunicación que son los únicos que nos dan la oportunidad de estudiar la situación, enfrentarla y si es posible, superarla. Por último, los invito a que compartan también conmigo sus historias. Me pueden escribir a <u>enriquegratas@enriquegratas.com</u>. Espero que en el futuro sus experiencias, tanto triunfos como fracasos, luchando contra esta epidemia, puedan ayudar a otros a entender su situación. Hasta la próxima.

El arte de la infidelidad, de Enrique Gratas
se terminó de imprimir en octubre de 2007 en
Gráficas Monte Albán, S.A. de C.V.
Fracc. Agro Industrial La Cruz
El Marqués, Querétaro
México